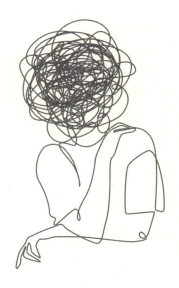

DRA. REGINE GALANTI

ANSIEDADE
~~INCLUSIVE~~ PRINCIPALMENTE
NÃO É
EM ADOLESCENTES
FRESCURA

TRADUÇÃO
CAROLINA CÂNDIDO

astral
cultural

Copyright © 2020 por Penguin Random House LLC
Título original: Anxiety relief for teens: essential CBT skills and mindfulness practices to overcome anxiety and stress
Tradução para Língua Portuguesa © 2021 Carolina Cândido
Publicado nos Estados Unidos pela Zeitgeist™, uma divisão da Penguin Random House LLC. Zeitgeist™ é uma marca comercial da Penguin Random House LLC. Todos os direitos reservados à Astral Cultural e protegidos pela Lei 9.610, de 19.2.1998. É proibida a reprodução total ou parcial sem a anuência da editora. Este livro foi revisado segundo o Novo Acordo Ortográfico da Língua Portuguesa.

Editora Natália Ortega
Produção editorial Esther Ferreira, Jaqueline Lopes, Renan Oliveira e Tâmizi Ribeiro
Revisão Luiz Henrique e João Rodrigues
Capa Agência MOV
Foto da autora © Leslie Renee Photography
Ilustrações Shutterstock

Dados Internacionais de Catalogação na Publicação (CIP)
Angélica Ilacqua CRB-8/7057

G145a

    Galanti, Regine
      Ansiedade não é frescura. Principalmente em adolescentes/ Regine Galanti; tradução de Carolina Cândido. — Bauru, SP : Astral Cultural, 2022.
      208 p.

    Bibliografia
    ISBN 978-65-5566-213-9
    Título original: Anxiety Relief for Teens

    1. Administração do estresse para adolescentes 2. Ansiedade em adolescentes
    I. Título II. Cândido, Carolina

22-1608   CDD 616.8522

Índices para catálogo sistemático:
1. Administração do estresse para adolescentes

 ASTRAL CULTURAL EDITORA LTDA.

BAURU
Avenida Duque de Caxias, 11-70
8º andar
Vila Altinópolis
CEP 17012-151
Telefone: (14) 3879-3877

SÃO PAULO
Rua Major Quedinho, 111 - Cj. 1910
19º andar
Centro Histórico
CEP 01050-904
Telefone: (11) 3048-2900

E-mail: contato@astralcultural.com.br

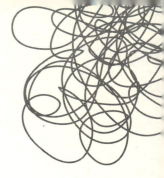

SUMÁRIO

Introdução	11
Você pode reeducar seu cérebro	17
A conexão mente-corpo	45
Lide com emoções difíceis	81
Mude seus pensamentos	105
Desafie seus comportamentos	133
Conclusão	183
Anexos	185
Recursos	189
Referências Bibliográficas	193
Agradecimentos	205

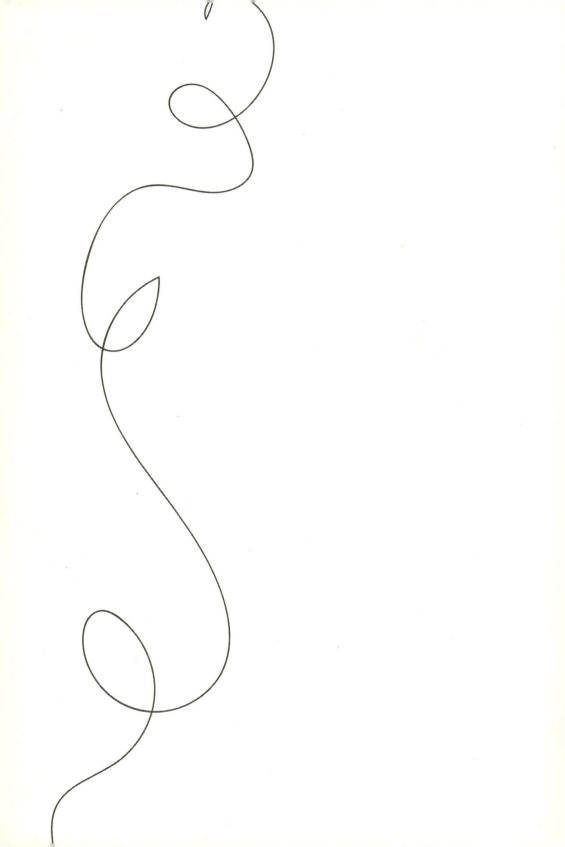

SUMÁRIO DE EXERCÍCIOS

FOCO

Questionário da ansiedade	19
Monitore a sua ansiedade	34
Observe seus pensamentos, sentimentos e comportamentos	36
Consequências em curto e em longo prazo	38
Visualize o seu novo "eu"	40
Você está dormindo o suficiente?	48
Encontre a raiz da sua raiva	84
Seu perfil de evitação	138

ATENÇÃO PLENA

Faça uma coisa de cada vez	57
Meditação no lago	59
Atenção plena na alimentação	61
Relaxamento muscular progressivo	63
Atividade dos cinco sentidos, ou 5-4-3-2-1	66
Respiração colorida	68
Scanner corporal	70
Visualização: Imagine um trem	73
Acalme a mente	75
Respiração quadrada	77
Acalme-se	94
Ouça suas emoções	95
Respiração abdominal	97
Seja gentil consigo	101
Cante seus pensamentos	123
Seja seu próprio amigo	124
Pensamentos fluidos como um rio	126
Visualize o sucesso	169
Meditação de sentimentos	171

AÇÃO

Estabeleça metas pequenas	89
Planeje atividades que você valoriza	92
Escreva	99
Analise seus pensamentos	113
Mecanismos de afirmação	117
Hora de se preocupar	119
Pensamentos realistas	121
Valentão em um parque de diversões	128
Exposição	146

Exposição imaginária	149
Exposição corporal	152
Ação oposta	161
Reforço positivo	163
Cartas de enfrentamento	165
Solução de problemas	167
Lide com ataques de pânico	178

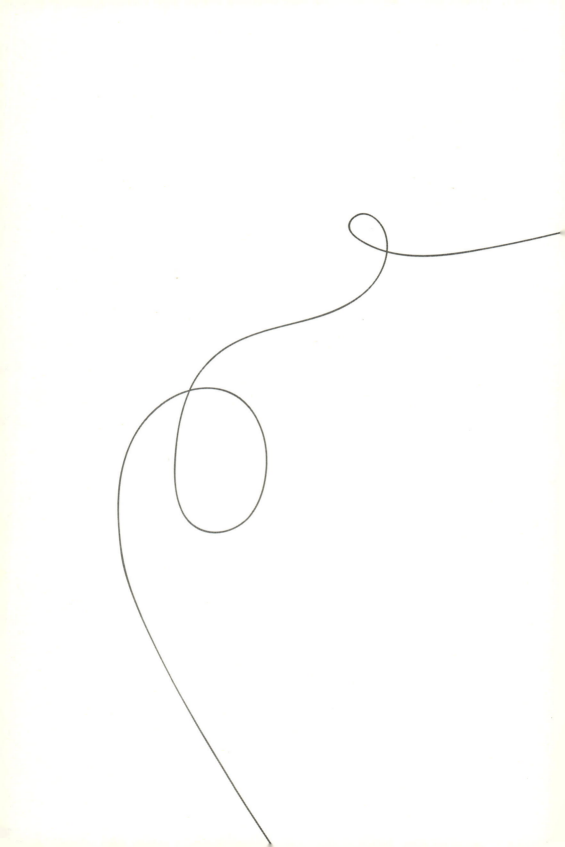

INTRODUÇÃO

Todo mundo tem medo de alguma coisa. Pode ser de cachorros, falar em público, germes, se perder... — A lista é infinita. Sentir um pouco de medo é bom. É o motivo pelo qual não pulamos na frente de carros em movimento ou saltamos de prédios altos. O medo pode literalmente nos manter vivos. Os problemas começam quando o medo se interpõe no caminho da sua vida, impedindo você de fazer as coisas que considera importantes. Quando esse medo ataca com frequência, traz consigo efeitos negativos e indesejados, exercendo impacto nos relacionamentos, no sucesso acadêmico ou em planos para o futuro.

Como psicóloga clínica, dediquei minha carreira a ajudar adolescentes a reverter esses padrões negativos utilizando a Terapia Cognitivo-Comportamental (TCC) e técnicas de atenção plena. Através da prática, essas habilidades podem ajudar você a gerenciar a ansiedade ao mudar seus pensamentos, comportamentos e reações físicas para encarar de forma melhor os desafios da vida.

Sabemos que essas habilidades funcionam, porque elas foram amplamente estudadas por pesquisadores e usadas por terapeutas em várias configurações diferentes. Com este livro, espero alcançar adolescentes à procura de maneiras de retomar o controle de suas vidas.

Este livro conta com exercícios práticos e técnicas para lidar com o estresse e a ansiedade. Você pode usar um diário, um caderno ou até mesmo um aplicativo de anotações do seu celular para registrar o seu progresso e trabalhar nas tarefas que deseja tentar. Você encontrará exercícios que se encaixam em três categorias:

FOCO: questionários e avaliações para ajudar você a entender melhor a sua ansiedade.

ATENÇÃO: práticas criadas para ajudar você a lidar com a sua ansiedade no momento presente.

AÇÃO: ferramentas e exercícios para desenvolver habilidades a fim de gerenciar a sua ansiedade em longo prazo.

COMO USAR ESTE LIVRO

Não existem regras. Use da forma que for melhor para você. Esta obra é uma caixa de ferramentas preenchida com uma variedade de estratégias e habilidades. Determinadas práticas funcionarão melhor do que outras. Você poderá descobrir o que funciona no seu caso ao analisar todas as habilidades e começar a praticá-las regularmente. Todas terão seus próprios pontos de partida. O seu objetivo é integrar tais habilidades em um plano de autocuidado consistente que funcione para você.

Se não souber por onde começar, inicie aos poucos e de modo simples. Comece com o autocuidado básico, como uma boa noite de sono e exercícios regulares, ou com uma prática diária de autoconsciência, como monitorar seus humores. Nunca haverá o momento perfeito para começar. Se você esperar até se sentir absolutamente pronto, pode ser que nunca inicie. Esperar o momento perfeito pode ser uma tática de evitação ou adiamento

— o verdadeiro problema que estamos tentando combater. É por isso que o momento perfeito para começar é agora, mesmo que você não esteja se sentindo pronto.

Não há uma única solução para lidar com a ansiedade, então decida o que você quer mudar e use os exercícios e as práticas para desenvolver novos hábitos. A sua ansiedade não se desenvolveu do dia para a noite, então também não irá embora com rapidez. Mas com prática, tempo e dedicação, você pode começar a estabelecer pequenas mudanças que representam um passo muito importante na busca de tornar sua vida mais aprazível.

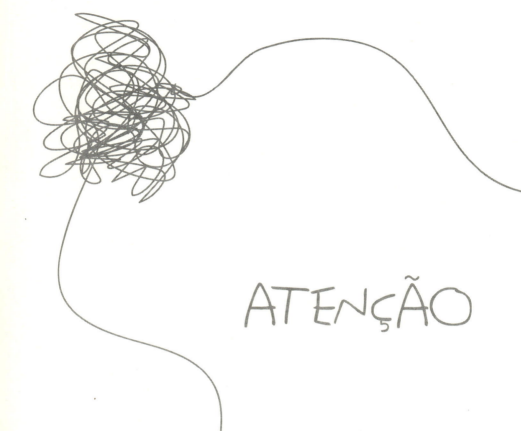

~~MEDO~~

DESAFIOS

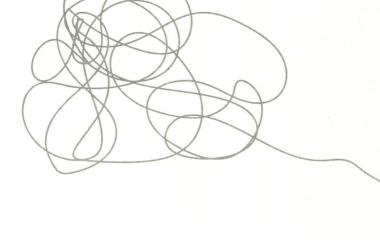

AÇÃO

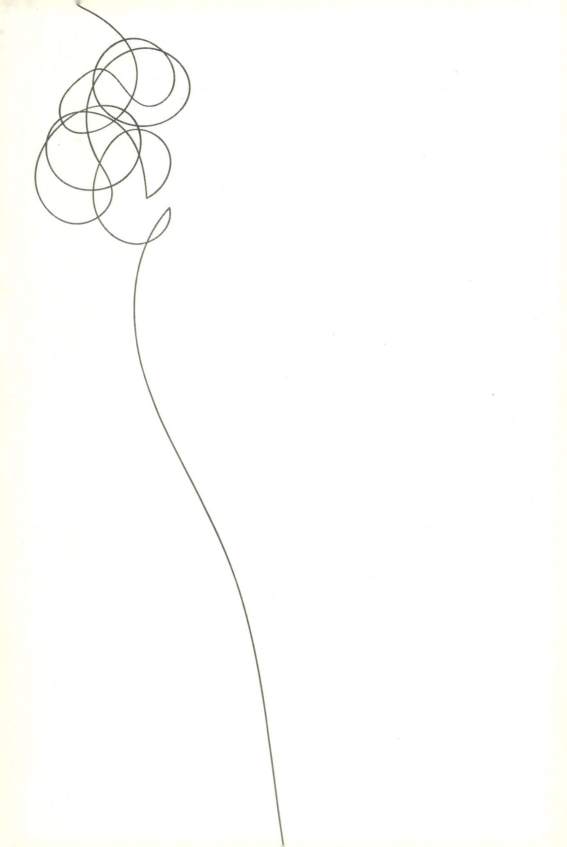

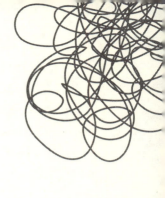

VOCÊ PODE REEDUCAR SEU CÉREBRO 1

Adolescentes precisam dar conta de uma tonelada de responsabilidades sociais, acadêmicas e familiares. Adicione o estresse e a ansiedade a essa mistura... É de se admirar que você consiga fazer algo. O fato de você ter reservado um tempo para ler este livro é o primeiro grande passo — significa que está pronto para fazer algumas mudanças. A TCC e a atenção plena lhe fornecerão as habilidades de que precisa para efetivar essas mudanças e ser a pessoa que deseja ser. Porém, antes, vamos voltar um pouco para analisar o que exatamente você quer mudar. Explorar essa parte de si mesmo pode não ser uma tarefa fácil, mas a autoconsciência é uma importante maneira para trazer mudanças positivas.

DE ONDE VEM A ANSIEDADE?

A ansiedade é mais comum do que se pode imaginar. Ela afeta um em cada três adolescentes, o que significa que um bom número dos seus colegas de classe está lidando com esse tipo de problema. Pesquisadores sabem que uma mistura de natureza (sua genética) e criação (seu ambiente) influenciam em como, quando e por que a ansiedade aparece.

É comum vários integrantes de uma mesma família terem ansiedade, então este é um ponto para a natureza. Ainda assim, sabemos que fatores estressantes, como uma grande mudança, divórcio dos pais ou um término de relacionamento, também podem desempenhar um importante papel na causa do problema.

Ter um pouco de ansiedade é bom para nós. Na verdade, os humanos são programados para sentir medo como um mecanismo de sobrevivência — é a reação natural do nosso cérebro para situações perigosas. Inclusive, temos uma resposta física para isso, chamada "lutar, fugir ou congelar". Essa resposta nos configura para que nos defendamos, para que escapemos ou para que fiquemos parados (pense em um animal selvagem ao avistar faróis de carro) quando nos deparamos com uma ameaça externa. É um instinto que manteve nossa espécie viva por gerações. Mas esse mesmo instinto pode se tornar um problema quando a resposta lutar-fugir-congelar ocorre com muita frequência, sem qualquer gatilho de perigo real.

Pense nisso assim: para um homem das cavernas, temer leões é bom para a sua sobrevivência; em seu caso, o medo de conversar com uma pessoa bonita da sua sala provavelmente não é tão útil.

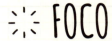# FOCO

QUESTIONÁRIO DA ANSIEDADE

É difícil lidar com um problema que parece não ter nome ou rosto. Com a ajuda deste questionário, você pode entender melhor os diferentes tipos de ansiedade.

Ao nomear a ansiedade que você sente, é possível obter ferramentas específicas e técnicas com o intuito de gerenciá-las da melhor maneira possível. Com maior frequência do que o contrário, a ansiedade vem em mais de uma forma, então não se surpreenda se mais de uma categoria se aplicar a você, ou caso escolha todas as afirmações em uma categoria específica. Isso significa apenas que você não está sozinho no que está sentindo.

Sei que há muitas afirmações aqui, então seja o mais honesto possível consigo e marque qualquer uma entre as opções que possam se aplicar a você.

ANSIEDADE GENERALIZADA

☐ Com frequência fico nervoso com aspectos diferentes da minha vida, como minha saúde, desempenho na escola, amizades, vida amorosa ou família.

☐ Eu me preocupo em não ser tão bom quanto meus amigos.

☐ Eu me preocupo se as coisas vão funcionar para mim no futuro.

AGORAFOBIA

☐ Permaneço em casa para evitar me sentir desconfortável ou em pânico.

☐ Preciso de uma pessoa específica comigo para enfrentar certas situações.

FOBIAS

Tenho um medo intenso de algo específico, como:

☐ Sangue ou agulhas.

☐ Cachorros ou outros animais.

☐ Tempestades.

☐ Escuro.

☐ Lugares altos ou lugares em que me sinto aprisionado.

ANSIEDADE SOCIAL

☐ Fico nervoso perto de pessoas desconhecidas.

☐ Tenho dificuldade para falar com pessoas que não conheço bem.

☐ Sou tímido.

☐ Fico nervoso quando tenho de fazer algo enquanto outras pessoas estão me observando (ler em voz alta, falar em público, praticar esportes).

☐ Fico nervoso indo em festas onde não conheço bem as pessoas.

ANSIEDADE DE SEPARAÇÃO

☐ Fico assustado de dormir longe de casa, ou me preocupo por estar longe da minha família.

☐ Prefiro estar perto dos meus pais.

☐ Constantemente fico preocupado que algo ruim esteja acontecendo com a minha família.

☐ Não lido bem com a solidão, tenho medo de ficar sozinho em casa ou de precisar dormir sem ninguém.

ATAQUE DE PÂNICO

☐ Com frequência tenho mal-estar, mesmo quando não há nada de clinicamente errado comigo.

☐ Fico assustado de repente.

Quando me sinto nervoso:

       ☐ Tenho dificuldade em respirar.

       ☐ Sinto como se fosse desmaiar.

       ☐ Sinto como se perdesse o controle.

       ☐ Sinto que vou enlouquecer.

       ☐ O meu coração bate depressa.

       ☐ Tenho tremedeira.

       ☐ Transpiro muito.

       ☐ Sinto como se estivesse engasgando.

       ☐ Eu me sinto tonto.

TRANSTORNO OBSESSIVO-COMPULSIVO (TOC)

☐ Eu me incomodo com pensamentos obsessivos de que não consigo me livrar, como a preocupação de que estou sujo ou há germes em mim, de que alguém irá se machucar por causa de algo que fiz ou deixei de fazer, ou de que vou fazer algo chocante.

☐ Repito ações de novo e de novo e não consigo resistir a fazê-las, como contar, conferir, lavar ou arrumar as coisas.

TIPOS DE ANSIEDADE

A ansiedade pode se apresentar de muitos modos distintos. Alguns tipos apresentam características mais físicas, outros são mais relacionados a preocupações mentais, e há os que se manifestam somente em situações específicas. Se você preencheu o "Questionário da Ansiedade" (p. 19), confira a definição dos diferentes tipos abaixo.

Transtorno de ansiedade generalizada é quando você se preocupa excessivamente com questões do dia a dia, como a casa, a escola ou os amigos. Você pode esperar o pior das situações ou ficar mais angustiado do que os outros acerca de situações como a aproximação de uma prova ou quando briga com um amigo.

Ansiedade social é o medo de um julgamento negativo ou da rejeição por outras pessoas. Você pode se preocupar em não parecer alguém interessante, e este medo o leva a evitar interações sociais ou situações em que outras pessoas podem estar assistindo.

Ansiedade de separação é o medo de estar longe de pessoas próximas a você, em geral seus parentes. Você pode ficar ansioso só de pensar em não estar com eles ou imaginar que o pior acontecerá quando você estiver longe.

Fobias são medos intensos de situações específicas, geralmente chegando ao ponto de serem irracionais, porque o medo não corresponde com a realidade da ameaça. Eles tipicamente são focados em animais, insetos, germes, temperaturas extremas ou espaços fechados. Ainda que seja normal se sentir desconfortável com situações do tipo, a maioria das pessoas pode enfrentar esses medos e seguir em frente com as suas vidas. Com uma fobia, você pode fazer um esforço extra para evitar por completo essas situações desconfortáveis, ainda que perceba que o medo é irracional.

Ataques de pânico são a manifestação física da ansiedade, nos quais, de forma repentina, sensações intensas e extremamente desconfortáveis fazem você se sentir como se estivesse tendo um ataque cardíaco ou enlouquecendo. Após um ataque de pânico, você pode sentir medo de ter outros, o que é o marco da síndrome do pânico. Quando o medo desses ataques se torna paralisante, a ponto de impedir você de ir à escola ou de sair de casa, ou se o restringe a ir para outros lugares somente com pessoas específicas, esse tipo de ansiedade é chamado de agorafobia.

Transtorno obsessivo-compulsivo, ou TOC, envolve pensamentos que fixam em sua cabeça e causam desconforto, por exemplo: "Aquela cadeira está repleta de germes". Os pensamentos se tornam tão obsessivos que você sente que deve fazer alguma coisa, como evitar a cadeira e lavar as mãos. Esse comportamento é chamado de compulsão. Enquanto o comportamento compulsivo faz você se sentir melhor em curto prazo, ele tende, na verdade, a conduzir você a mais obsessões que só agravam o quadro de ansiedade, levando-o a mais comportamentos compulsivos.

Ao ler este livro, você vai aprender habilidades que serão úteis para os diferentes tipos de ansiedade. Para ter exemplos de como certas práticas podem ser aplicadas para variadas manifestações de ansiedade, confira a seção *Anexos* (p. 185), na qual listei algumas técnicas.

MAS O QUE SÃO TCC E ATENÇÃO PLENA?

A Terapia Cognitivo-Comportamental, ou TCC, é um conjunto de capacidades designadas para mudar pensamentos (a parte cognitiva) e ações (os padrões de comportamento) que impedem você de experimentar uma vida completa e saudável. O objetivo da TCC é ajudá-lo a tornar-se o seu próprio terapeuta, colocando em prática as habilidades orientadas para atingir os seus objetivos, que devem ser exercitadas todos os dias.

Ao passo que certas estratégias de TCC focam mudar pensamentos ou comportamentos, outras estão enraizadas na atenção plena ou na autoconsciência — e abordagens embasadas em aceitação. Você pode ter notado que, quando está ansioso em relação a algo, seus pensamentos estão em todo lugar menos "aqui" — você se sente inquieto a respeito do passado ou sobre como as coisas podem dar errado no futuro. A atenção plena ajuda você a focar a atenção no que está fazendo agora, no presente. As estratégias de aceitação o ajudam a lidar e até mesmo a admitir situações desconfortáveis ou emoções que você não pode controlar ou mudar.

Ainda que pareça contraintuitivo, uma vez que a ansiedade que você está experienciando é precisamente aquilo do qual está tentando fugir, é esse desejo de fugir do momento presente com frequência que causa angústia, na verdade. Concentrar toda a sua atenção no presente e aceitar seu desconforto pode ajudá-lo a perceber que aquilo de que está tentando fugir não é tão desconfortável quanto você pensava que seria.

COMO A TCC PODE AJUDAR

A técnica funciona para todos os tipos de ansiedade, e também pode ser muito eficaz contra outras emoções negativas, como depressão e raiva. Também sabemos que a prática de TCC ajuda a melhorar o sono, reduzir a dor crônica, auxiliar pessoas com transtornos alimentares e com dependência, além de ajudar no controle de tiques e do hábito de cutucar a pele.

Na minha prática, o objetivo é construir uma caixa de ferramentas. Quando você tem uma caixa de ferramentas abrangente, pode corrigir a maioria dos problemas. Quer pendurar uma foto? Pegue um martelo. Está construindo móveis? Pegue a broca. As ferramentas certas de Terapia Cognitivo-Comportamental e de atenção plena podem se aplicar a muitas partes de sua vida e, uma vez que as tiver usado, pode começar a sentir, pensar e agir como a pessoa que você deseja ser.

Um aspecto que me surpreende é a rapidez com que a TCC funciona. Recentemente, atendi uma estudante do segundo ano do ensino médio que reclamava de constantes irritações no estômago. Ela havia consultado vários médicos que descartaram qualquer doença física. Logo identificamos o modo como sua preocupação em ficar com náuseas a deixava ainda mais enjoada e como ela evitava lugares em que poderia vir a pensar sobre seus problemas estomacais.

Colocamos em prática um plano para que ela enfrentasse seus medos indo a lugares onde se sentia nauseada e usando habilidades de enfrentamento para controlar sua ansiedade quando a sentia chegando. Ela reduziu esses sintomas de uma vez por dia para uma vez por mês, e me contou que eles eram muito mais controláveis do que esperava. A garota estava confiante em suas novas habilidades e tinha certeza de que poderia lidar com os sintomas quando surgissem.

ANSIEDADE É FLEXÍVEL

Imagine o seguinte: você é Kronk, o Homem das Cavernas. Você ouve um murmurinho atrás de si e pensa: "Ah, provavelmente é apenas Grog retornando de sua colheita de frutas vermelhas". Você nem mesmo levanta os olhos da pilha de gravetos ao dizer: "Ei, Grog, é a sua vez de patrulhar a caverna". Mas acontece que não é ele, e sim um tigre, que ataca antes que você tenha a chance de processar o acontecimento. Não é um dia muito bom para Kronk.

Agora, imagine outra situação: você ouve um barulho atrás de si e seu cabelo fica em pé. Seu coração bate mais rápido, você começa a suar e seus músculos se tensionam. Você examina o perímetro de sua caverna e percebe o movimento nos arbustos. Você pensa:

"Isso deve ser perigoso" e corre para sua caverna segura, evitando o tigre e sobrevivendo mais um dia.

Uma resposta de medo ao perigo real é adaptativa, saudável e pode ajudar a salvar vidas. Mas responder com ansiedade a situações que não são realmente perigosas pode atrapalhar o seu emocional.

Pense em um alarme de fumaça: quando há um incêndio, o alarme fornece um sinal importante para sair de casa ou apagar o incêndio. Quando o alarme de fumaça dispara sem um incêndio real, é um incômodo. Imagine se a cada vez que um alarme falso soasse, você respondesse como se houvesse um incêndio de verdade, agarrando o extintor de incêndio, correndo para fora de casa e ligando para o 193 — tudo porque você queimou uma fatia de pão na torradeira.

A ansiedade é um alarme falso que sinaliza perigo mesmo quando ele não está presente. Nosso objetivo é aprender estratégias para tratar essas experiências como alarmes falsos, em vez de incêndios verdadeiros.

O MODELO TCC DE EMOÇÕES

A TCC divide as emoções em três partes: pensamentos, sensações físicas e comportamentos. Suponhamos que você tenha medo de cachorros e veja um vindo em sua direção na calçada. Você sente medo — essa é a sua emoção. Você pensa: "Esse cachorro pode me morder" — esse é o pensamento. Suas mãos ficam suadas, sua respiração acelera e seu coração bate mais rápido — essa é a sensação física. E, finalmente, você atravessa para o outro lado da rua — esse é o seu comportamento. Como pode ver, suas emoções, pensamentos, sensações e comportamentos estão interligados, e cada uma dessas partes desempenha um papel na manutenção e no fortalecimento da emoção sentida. Cada uma dessas partes pode desencadear um ciclo completo de ansiedade.

É importante notar que sempre há um gatilho para a ansiedade, que pode ser difícil identificar porque nossas reações costumam ser automáticas. Mudar uma dessas partes — seja pensamentos, sensações ou comportamentos — pode ajudá-lo a sair do ciclo. Por exemplo, se estivesse exatamente na mesma situação, mas pensasse: "Ei, esse cachorro é mesmo uma gracinha", provavelmente não atravessaria a rua ou perceberia essas sensações corporais. Ou se tivesse continuado andando, sem evitar o cachorro, poderia ter percebido o quanto ele era inofensivo, o que poderia, por sua vez, levar a um grau bem menor de ansiedade na próxima vez que enfrentasse um cachorro.

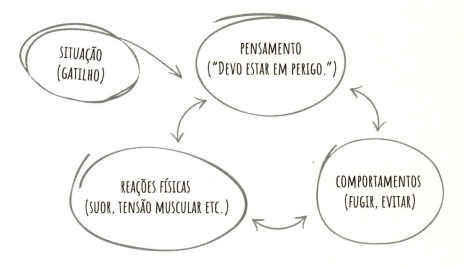

Talvez você esteja se perguntando por que nunca havia notado antes que esses fatores, apesar de dissociados uns dos outros, estão interconectados. Quando se está no meio de uma emoção negativa, tudo é apenas um borrão de medo e ansiedade. Nosso objetivo é ajudá-lo a quebrar esses furacões de ansiedade para que você possa analisar as peças e gerenciá-las separadamente, em vez de se perder nelas.

Esta é outra maneira de mostrar como as peças estão conectadas: se começar a sentir que está suando mais e notar que sua respiração está acelerada, pode pensar: "Uau, algo está errado com meu corpo". Se você acha que algo está errado, seu coração pode disparar ou seus músculos podem se tensionar. Essa reação corporal desagradável apenas confirma que algo está mesmo errado com o seu corpo e, então, você tenta fazer algo para se livrar das sensações, como correr até a cozinha para beber um copo d'água. Esse comportamento parece uma ótima jogada, mas, como está nervoso, você deixa o copo cair no chão e derrama água por toda parte — o que só o deixa mais ansioso. Veja no diagrama como isso cria um ciclo infinito de ansiedade:

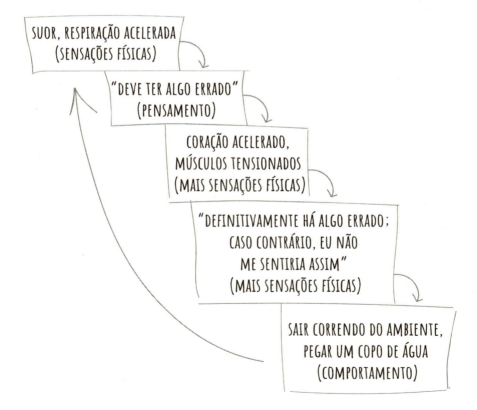

Caso tivesse permanecido na situação e observado como suas sensações afetavam seus pensamentos e comportamentos, poderia ter notado que, na maioria dos casos, até mesmo os pensamentos e as sensações mais desagradáveis acabam desaparecendo gradualmente por conta própria. A ansiedade tenta fazer com que você escape de momentos desagradáveis ou tente evitá-los. Isso pode fornecer alívio em curto prazo, mas não mostra um jeito de lidar com a situação na próxima vez que ela surgir, o que provavelmente acontecerá.

COMO A EVITAÇÃO MANTÉM A ANSIEDADE ATIVA

Digamos que você tenha um trabalho para entregar na próxima semana. Você não sabe por onde começar, fato que o deixa ansioso. Você pode pensar: "Nunca vou terminar isso a tempo". Você também pode notar alterações em seu corpo — suas mãos suam, seus músculos se tensionam e seu estômago se revira. É uma resposta sutil do estilo lutar-fugir-congelar, uma maneira que seu corpo tem de comunicar a ansiedade.

Então, você ignora o trabalho que necessita escrever e passa a noite fazendo videochamada com amigos. Afinal, é possível começar amanhã em vez de fazer agora, certo? Você se sente bem até o dia seguinte, quando se dá conta de que ainda tem de fazer o trabalho, mas menos tempo para fazê-lo. Em curto prazo, a evitação faz você se sentir melhor. Contudo, em longo prazo, pode causar ansiedade e fazer você se sentir pior.

A evitação também pode escalar rapidamente. Embora seja a maneira mais instantânea de se sentir melhor, na verdade esse comportamento pode causar mais pensamentos e sensações desagradáveis ao longo do tempo. Se, por exemplo, precisar fazer um seminário para sua turma e isso deixá-lo ansioso, você pode sair correndo da sala e evitar essa apresentação em específico. Mas o que vai fazer da próxima vez? E depois disso? E se seus colegas começarem a pensar em você como a pessoa que sai correndo da sala toda vez que chamam seu nome?

Nesse cenário, você deixou a ansiedade atrapalhar seu crescimento no decorrer do tempo enquanto estudante. No Capítulo 5, discutiremos mais sobre a evitação e vou mostrar práticas benéficas para usar em seu lugar.

CONHEÇA SEUS GATILHOS

A ansiedade sempre tem um gatilho. Uma boa maneira de identificar quais são seus gatilhos é fazer uma pergunta simples a si mesmo: o que aconteceu antes de você ficar ansioso? Os gatilhos não precisam ser eventos específicos (embora possam sê-lo). Também tendem a ser pensamentos, sensações físicas ou até mesmo comportamentos. O ciclo de ansiedade pode desencadear a espiral a qualquer momento.

A boa notícia é que mudar qualquer parte do ciclo pode evitar que sua ansiedade saia de controle. Com frequência, ficamos tão fixados no sentimento ruim causado pela ansiedade que temos dificuldade em notar quando e como ela começa. Assim como um cientista coletando dados, ser capaz de perceber o que você está pensando ou sentindo no momento pode fornecer dicas importantes sobre quais habilidades usar. Chamo isso de construção de consciência ou atenção plena.

Saiba que os gatilhos podem ser tanto internos quanto externos. Um gatilho externo é tudo o que acontece fora do seu corpo ou de si mesmo, como uma briga com um amigo, uma prova ou ainda uma consulta médica. Um gatilho interno pode ser uma crença ou pensamento pessoal, ou também uma sensação corporal. Se você não tem certeza do que desencadeia sua ansiedade, pode usar os exercícios presentes em "Monitore a sua ansiedade" (p. 34) para iniciar sua busca.

SUPORTE EXTRA

Este livro tem como principal objetivo mostrar como você pode se ajudar, mas às vezes pode ser muito difícil conseguir lidar sozinho com a ansiedade. Se seu sentimento for insuportável, converse com um adulto em quem confie, como um de seus pais, um professor ou um conselheiro. Dependendo das respostas destas perguntas, pode ser que você esteja precisando de ajuda profissional:

- Você pensa em se machucar?
- Você já desejou estar morto?
- Você está se sentindo desesperado?
- Você bebe álcool ou fuma para se entorpecer ou escapar de seus sentimentos?
- Você já pensou em se matar?

Se você sente vontade de estar morto ou então alimenta pensamentos sobre se machucar, é um sinal de que você precisa falar com alguém imediatamente. Você pode entrar em contato com o CVV (Centro de Valorização da Vida) ao discar 188. O serviço está disponível 24 horas, sete dias por semana. Se preferir se consultar com um terapeuta, especialmente aquele que pratica a TCC ou as habilidades de atenção plena descritas neste livro, você pode verificar os sites listados na seção de referências na página 193.

MANTENHA-SE NA LINHA

As estratégias contidas neste livro não devem ser apenas lidas, precisam ser colocadas em prática.

Realizar novas técnicas é como usar sapatos novos: eles podem machucar um pouco quando os coloca pela primeira vez, e pode acontecer de você não gostar de andar com eles. Podem ser necessárias algumas saídas de casa com os sapatos para se acostumar o suficiente com eles e sentir que são verdadeiramente seus.

Para aplicar as estratégias e obter máximo proveito do conteúdo deste livro, siga estas dicas:

- **Não tenha medo de pedir ajuda.** Pense nas pessoas em sua vida que fazem você se sentir seguro e diga a elas o que está fazendo. Peça a uma pessoa que o apoie para entrar em contato de vez em quando. Se você for o tipo de pessoa que aprende ao falar as coisas, encontre alguém que o escute.
- **Só porque precisa de algo agora, não significa que sempre precisará.** Suas necessidades tendem a mudar conforme você avança em sua trajetória. Se você se sentir pressionado quando precisar da ajuda de seus pais para executar alguma tarefa, é possível pedir a eles que lhe deem mais espaço para você evoluir sozinho. Não há problema nisso. É sobre o que funciona para você.
- **A melhor maneira de subir uma escada é degrau por degrau.** Comemore os pequenos passos e conquistas — são eles que o levam às grandes realizações.
- **Esteja aberto para aprender novas técnicas.** Algumas dessas ferramentas podem parecer estranhas, mas elas funcionam comprovadamente. Basta experimentá-las. Você sempre pode começar em algum lugar seguro em que não há ninguém observando, como o seu quarto.

- **Saiba quando praticar (e quando não!).** Não aplique uma técnica pela primeira vez quando estiver em um momento de crise — será difícil obter novas informações se você estiver em uma espiral de ansiedade. Um bom momento para experimentar habilidades como escrever em um diário ou monitorar o humor é antes de dormir, enquanto você relaxa.
- **Seja gentil consigo.** Caso se desvie do caminho porque a vida está agitada, volte aos exercícios sempre que puder e continue de onde parou.
- **Continue praticando.** De preferência, diariamente. É normal que um exercício não "funcione" na primeira vez. Então pense assim: você não tentaria competir nas Olimpíadas depois de dar sua primeira estrela, certo?

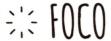 # FOCO

MONITORE A SUA ANSIEDADE

Ao longo deste livro iremos trabalhar a autoconsciência, uma vez que ela é a base para o gerenciamento de emoções e pensamentos difíceis. Uma forma importante de controlar a ansiedade é começar a observar quando e como ela é acionada. Veja como:

1. **Mantenha uma lista atualizada.** Anote quando você sente ansiedade e o que aconteceu antes ou durante o evento. Não precisa ser algo complicado — anote o dia, a hora e o que estava acontecendo. Por exemplo, você pode escrever: "Terça-feira, ensaio da peça, coração acelerado".

2. **Escolha uma hora do dia para fazer o monitoramento.** Se estiver preocupado ao pensar que terá de fazer anotações o dia inteiro, pode optar por se monitorar em um momento específico do dia. Quando se acostumar, pode fazer o controle constantemente.

3. **Você pode escrever em código ou símbolos.** Isso é útil se você se preocupa com a possibilidade de outras pessoas verem o que está escrevendo. Você pode preencher as páginas mais tarde, quando estiver sozinho.

4. **Procure padrões.** O ato de escrever lhe permite ver padrões como horários do dia, eventos ou pessoas envolvidas, todos são detalhes que ajudam a identificar gatilhos. Se perceber que está sempre ansioso logo antes do almoço, então *bum!* — encontramos um gatilho.

5. **Tente começar a classificar o seu grau de ansiedade em uma escala de 0 a 10.** Dez representa o maior nível de ansiedade que você já teve; zero representa o momento mais calmo. Esteja ciente de que 10 é o teto — não há nada mais alto do que isso. Se você me

disser que tem medo de altura e que estar no segundo andar da escola era grau 10, vou perguntar: "Ok, e quanto ao quinto andar? Isso é o mesmo?". Se a resposta for: "Não, é um dez mais alto", então talvez o segundo andar fosse mais parecido com um 8. Esta não é uma ciência exata, mas lhe dará noção de como você percebe a sua ansiedade em diferentes situações.

☀ FOCO

OBSERVE SEUS PENSAMENTOS, SENTIMENTOS E COMPORTAMENTOS

Divida essas emoções em partes. Essa é uma excelente maneira de começar a entender como você vivencia o modelo de ansiedade da Terapia Cognitivo-Comportamental.

Para começar, escolha um evento que aconteceu recentemente que tenha deixado você ansioso. Em seguida, pergunte a si mesmo as seguintes questões:

- No que eu estava pensando no momento em que essa situação aconteceu?
- Qual foi minha reação física?
- O que eu fiz?

As perguntas parecem fáceis, mas não se surpreenda se respondê-las for mais difícil do que você pensava. É uma nova maneira de refletir sobre a ansiedade, por isso é comum que haja dificuldade em identificar o que você estava pensando ou sentindo em qualquer momento ou situação. Pode ser útil mapear as coisas da seguinte maneira:

- **Situação:** fiquei ansioso na aula de matemática na quarta-feira, quando o professor passou uma lição de casa difícil.
- **Pensamentos:** "Não vou conseguir fazer nada direito e vou falhar", ou "Meus amigos vão pensar que sou burro se eu pedir a ajuda deles".
- **Sensação física:** meus músculos ficaram tensos.
- **Comportamento:** procrastinei até o último minuto e tive de correr para terminar a tarefa.

Adquirir o hábito de refletir sobre seus gatilhos, pensamentos, sensações físicas e comportamentos o ajudará a obter mais consciência acerca deles. Mais consciência significa mais oportunidade de diminuir a ansiedade. Este é um bom exercício para fazer mais ou menos uma vez por semana. Com o tempo, você perceberá que fica mais fácil quebrar suas emoções e experiências dessa forma.

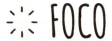 # FOCO

CONSEQUÊNCIAS EM CURTO E EM LONGO PRAZO

Depois de monitorar seus pensamentos, sensações e comportamentos, você pode começar a refletir sobre por que age daquela maneira. Vejamos o exemplo de procrastinar as lições de matemática.

- Quais são os benefícios em curto prazo desse comportamento? Adiar a execução da minha lição de matemática significa que não tenho que fazer agora, o que é ótimo para mim no momento. Posso passar a noite toda assistindo à Netflix.
- Por outro lado, quais são as consequências em longo prazo da procrastinação? Bem, como adiei até o último minuto, tive de correr para terminar a lição de casa. Cometi mais erros do que teria cometido se tivesse tido mais tempo, o que apenas reforçou minha crença de que não seria capaz de acertar nada. Não tive a prática de que precisava para me sair bem em matemática.

E se eu invertesse o exemplo e fizesse meu dever de matemática, apesar da ansiedade que sentia? Então, as consequências seriam alteradas.

- Consequências em curto prazo: fico estressada a noite toda e me preocupo em estar fazendo a lição de casa errado. Continuo tendo que apagar e verificar novamente minhas respostas.
- Consequências em longo prazo: entreguei a tarefa no prazo e, na verdade, cometi menos erros do que se tivesse me apressado. Tenho muito orgulho de mim por ter superado a ansiedade e terminado a lição.

Às vezes, ficamos tão presos à ansiedade que ela se assemelha à areia movediça. Tentamos desesperadamente escapar e acabamos ficando ainda mais presos. Ao tentar evitar dificuldades, muitas vezes criamos situações que apenas geram mais angústia — é assim que somos apanhados em espirais de ansiedade. Reservar um tempo para pensar sobre as consequências imediatas e a longo prazo decorrentes do comportamento de fuga pode ajudar você a reconhecer quando e como sua ansiedade causa problemas. Dessa forma, é possível elaborar um plano para se desvencilhar.

☼ FOCO

VISUALIZE O SEU NOVO "EU"

Como seria sua vida se houvesse um botão mágico que você pudesse apertar e fazer sua ansiedade desaparecer de uma vez?

A visualização é uma maneira de imaginar como você poderia ser diferente se abordasse de outro modo os desafios da vida. Encontre um local confortável e dedique 15 minutos do seu dia para fazer o seguinte:

1. Imagine-se sem ansiedade. Que mudanças em seu humor ou comportamento seriam mais notadas pelas pessoas? Você pararia de evitar o refeitório? Você poderia estar em uma sala com uma aranha sem surtar? De que maneira seus relacionamentos seriam diferentes? E seus hábitos de estudo, como você acha que seriam? Atividades sociais e extracurriculares não seriam desconfortáveis? Seja o mais específico possível, colocando-se em situações passadas ou futuras.

2. Em um diário ou caderno, escreva essa versão diferente de si mesmo.

3. Agora, pense sobre sua motivação. Reserve alguns minutos para refletir sobre por que você sente o desejo de mudar.

4. Relembre-se dessas razões consultando o seu diário. Você sempre pode voltar para essa lista quando sentir que precisa de um lembrete caso as coisas fiquem difíceis.

5. Reflita sobre as situações que estão impedindo que as mudanças positivas aconteçam em sua vida. Talvez você não saiba muito bem por onde começar (ler este livro é um excelente começo), talvez pareça muito difícil ou talvez seja o seu comprometimento com o tempo.

6. Escreva esses obstáculos em seu diário. Se for honesto consigo mesmo sobre o que está atrapalhando, você pode começar a aplicar atividades de resolução de problemas para esses obstáculos. Essa é a única maneira de se aproximar da nova versão de si mesmo que você visualizou.

AGORAFOBIA

LUTAR

CONGELAR

SOBREVIVÊNCIA

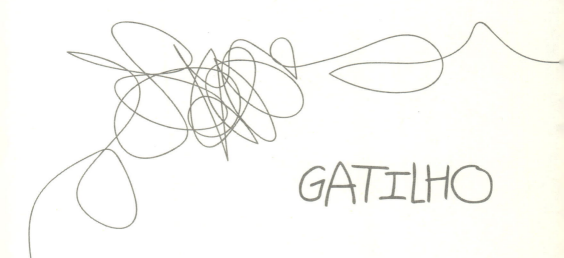

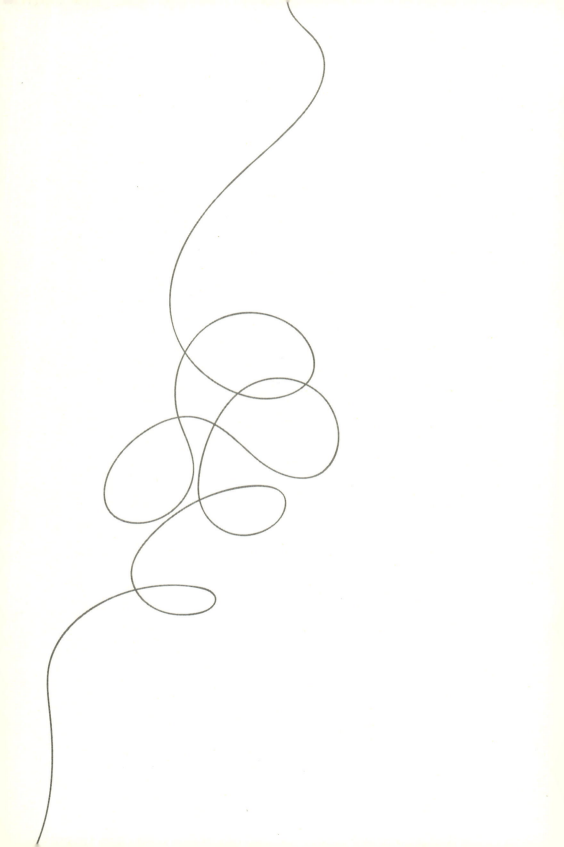

A CONEXÃO
MENTE-CORPO 2

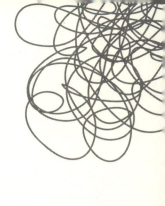

É impossível falar sobre sua mente sem falar sobre o próprio corpo. Afinal, seu cérebro está literalmente dentro de você.

Sabemos que a ansiedade tem um componente físico capaz de fazer seus músculos tensionarem ou as palmas das mãos suarem, por exemplo. E sabemos que a saúde física afeta o bem-estar mental, como quando um resfriado deixa você de mau humor ou triste. Uma abordagem básica para superar a ansiedade é se tornar mais consciente de como suas sensações corporais impactam seus pensamentos e emoções, e vice-versa, para que você seja mais capaz de administrá-los à medida que surgem.

CUIDE DO SEU CORPO

O que você faz para manter seu corpo saudável? Sono, exercícios, alimentação e estresse podem afetar seu humor para melhor ou para pior. Quando está se sentindo para baixo e fica na cama o dia todo, você se sente melhor ou só se sente pior por não fazer nada o dia inteiro? Como a sua capacidade de funcionamento é afetada ao ficar acordado a noite toda estressado com a escola? Você fica irritado e não consegue se concentrar na aula no dia seguinte?

O modo como cuidamos do nosso corpo diz muito sobre como cuidamos da nossa mente.

Algumas pessoas usam as palavras "estresse" e "ansiedade" como se fossem equivalentes, mas na verdade são duas coisas diferentes. Estresse é o que você sente quando confrontado com pressões externas que não pode controlar, mas que são uma parte normal da vida. Os estressores da vida podem incluir uma briga entre seus pais, uma prova final que se aproxima, um grande torneio esportivo ou a festa de aniversário de um amigo. A ansiedade, por outro lado, é uma emoção que você pode sentir em resposta ao estresse. Em outras palavras, é um reflexo de quão capaz você é de lidar com os estressores da vida.

Estar ciente dessa distinção é a chave para evitar que o estresse se transforme em ansiedade. Uma vez que a mente e o corpo estão conectados, cuidar bem do seu organismo ajudará você a estar mais preparado mentalmente para lidar com o estresse que surge em seu caminho, para que possa ser uma pessoa mais saudável, mais feliz e menos ansiosa.

UMA BOA NOITE DE SONO

Mesmo que possa ser difícil, você deve priorizar dormir o suficiente. Dormir é como comer: a quantidade, muita ou pouca, pode afetar a forma como você se sente. Pesquisas mostram que pessoas que dormem o suficiente se saem melhor em provas e têm melhor memória e humor em comparação com aquelas que não dormem muito. Pessoas com insônia (problemas crônicos para adormecer ou permanecer dormindo) são muito mais propensas a sentir ansiedade ou depressão.

Pode ser difícil detectar como algumas noites mal dormidas afetam seu humor, mas mesmo um pouco de privação de sono pode elevar seus níveis de ansiedade. A qualidade do sono afeta a qualidade de vida porque regula a alimentação e o metabolismo, além de nos ajudar a controlar melhor o estresse.

Pode ser que você note que começou a ficar acordado até mais tarde após chegar ao ensino médio. Há uma razão biológica para isso — nossos ritmos de sono mudam à medida que envelhecemos, então você naturalmente fica acordado até mais tarde. Mas ainda é preciso acordar cedo para ir à escola, e os especialistas recomendam que os adolescentes durmam de 8 a 10 horas por noite para que funcionem bem e se sintam saudáveis. Esse é o intervalo de um adolescente "padrão", mas as pessoas são diferentes. Para descobrir de quanto sono seu corpo precisa, considere o seguinte:

- Quanto tempo você dorme quando se sente descansado? Por exemplo, durante as férias ou aos fins de semana, quando se recupera das noites de estudo, acampamento ou outras atividades?
- Em seu diário, anote os horários em que você vai dormir nessas noites em que se sente descansado. Faça isso por alguns dias consecutivos.
- Para esses mesmos dias de bom sono, anote o horário em que você acorda naturalmente, sem um despertador.
- Calcule o número médio de horas que você dormiu nessas noites. Esse número é uma boa diretriz de quantas horas de sono seu corpo precisa a cada noite.

☼ FOCO

VOCÊ ESTÁ DORMINDO O SUFICIENTE?

Dormir bem significa ter bons hábitos de sono, ou o que chamamos de "higiene do sono". Para desenvolver hábitos melhores nesse sentido, é bom ter uma noção de como você está dormindo agora. Aqui estão algumas maneiras de saber se você está dormindo o suficiente:

1. Você adormece 15 minutos (mais ou menos) depois de deitar a cabeça no travesseiro?

2. Você dorme entre 8 e 10 horas por noite?

3. Você acorda antes de o alarme tocar?

4. Você acorda no meio da noite e tem dificuldade para voltar a dormir?

5. Você percebe que cochila ou fica "pescando" durante o dia?

Se você respondeu sim às perguntas 1, 2 e 3, é provável que esteja tendo uma boa noite de sono. Se você respondeu não a essas perguntas e sim às perguntas 4 e 5, então você está tendo alguma dificuldade para dormir bem. Vá ao tópico "Adormecer mais rápido" (p. 49) para obter algumas dicas sobre como melhorar o seu sono.

ADORMECER MAIS RÁPIDO

Quer dormir mais rápido e ter um sono melhor? Observar seus próprios hábitos e comportamentos (tanto durante o dia quanto na hora de dormir) é um bom ponto de partida. Estas dicas simples e eficazes para dormir podem fazer a diferença:

- **Tenha um horário estabelecido para dormir, mesmo nos fins de semana.** A vida vai interferir, mas faça o melhor que puder. O objetivo é obter de modo consistente a quantidade de sono de que você precisa.
- **Use a "regra sem telas".** Pare de usar seus aparelhos eletrônicos pelo menos 30 minutos antes da hora definida para dormir. Telefones e TVs emitem luz azul, que suprime a melatonina, o hormônio que seu cérebro produz para adormecer. As telas de luz azul basicamente enganam seu cérebro, fazendo-o pensar que ainda está de dia.
- **Faça da hora de dormir uma zona livre de tecnologia.** Os dispositivos podem prejudicar o seu sono apenas pelo fato de estarem perto de você. Bipes e notificações noturnas mantêm seu cérebro em alerta, em vez de lhe dar uma chance para relaxar. Se você tiver de usar seu telefone como despertador, tente colocá-lo no modo silencioso ou até mesmo desligue a internet para não ouvir as notificações.
- **Crie um ritual relaxante na hora de dormir.** Leia um livro, escreva em seu diário ou ouça música. Faça uma meditação como as que estão contidas neste capítulo. A hora de dormir é o momento perfeito para incorporar práticas de atenção plena ou relaxamento muscular progressivo em sua programação.
- **Faça do seu quarto um bom ambiente para dormir.** Crie um espaço que lhe permita relaxar e adormecer com facilidade. Certifique-se de que a temperatura esteja confortável e apague

as luzes. Até a luz do despertador pode afetar o sono, então vire-o se achar que isso mantém você acordado.

- **Exercite-se regularmente.** Os exercícios ajudam a cansar o corpo. Só tome cuidado com a prática de atividade física à noite, especialmente depois das 21h — a adrenalina pode mantê-lo acordado.
- **Evite cafeína, especialmente após o almoço.** Os efeitos estimulantes da cafeína permanecem em seu sistema por horas e podem afetar a qualidade do seu sono. Então, deixe de lado bebidas à base de cafeína, principalmente na hora do jantar.

MOVIMENTE SEU CORPO

Já se sabe há algum tempo que movimentar o corpo faz muito bem para a saúde física. Além disso, pesquisas mostram cada vez mais uma conexão positiva entre exercício físico e saúde mental. Trinta minutos de exercícios 5 dias por semana podem reduzir a sensação de depressão, aumentar as emoções positivas e ajudar você a controlar o estresse ao longo do dia. E o exercício ainda ajuda a dormir melhor!

Se você já pratica esportes, dança ou vai à academia, ótimo. Caso contrário, aqui estão algumas maneiras de incorporar a atividade física em seu dia:

- **Comece aos poucos.** Dez minutos é melhor do que nada, e todos os movimentos contam. Você já pode estar se movendo mais do que pensa. Pegue as escadas em vez de o elevador, ou desça do ônibus um ponto antes e vá para casa a pé.
- **Encontre alguma atividade de que goste.** Se você odeia correr, não se force a entrar para a equipe de atletismo — você apenas se encaminhará para a decepção. Em vez disso, pense em maneiras de se mover que sejam atrativas para

você. Pode ser jogar um jogo de dança no videogame após a escola, andar de bicicleta ou passear com o cachorro.

- **Encontre um amigo.** Fazer atividade física com um amigo é uma boa maneira de aumentar a responsabilidade (em outras palavras, forçar-se a realmente fazer o exercício) e também pode tornar o exercício mais agradável.
- **Baixe um aplicativo.** Existem muitos aplicativos de telefone excelentes que eliminam as suposições sobre o que fazer e como. Por exemplo, o aplicativo *Couch to 5k* ajuda você a entrar em uma rotina de corrida, e o aplicativo *7 Minute Workout* oferece opções para sessões de exercícios físicos rápidos e intensos.

Especialmente com exercícios, pequenos passos são melhores do que nada, e pequenos passos podem exercer um vasto impacto. Pense pequeno e de maneira realista, e desenvolva essas pequenas etapas quando estiver pronto.

FOQUE NO PRESENTE COM ATENÇÃO PLENA

Pense em todo o tempo que você gasta se preocupando com o futuro ou com o passado. É comum fazer planos de contingência para possíveis desastres no futuro ou remoer situações que deram errado. Mas não é desgastante? A atenção plena envolve um jeito de experimentar a vida. Isso nos ajuda a fincar os pés no momento presente para não ficarmos tão presos nesse ciclo negativo de preocupações e planos. Atenção plena significa prestar atenção total à sua experiência, momento a momento. Ao praticá-la, você pode perceber o que está acontecendo e aceitar o que é, em vez de ficar obcecado com o que desejava que fosse.

Muitas vezes, a ansiedade tem a ver com estar "na sua cabeça". Caso esteja sempre julgando sua experiência e pensamentos, então está permitindo a esses sentimentos reativos que controlem você. Se fica ansioso sobre o que um amigo pensa a seu respeito, pode se concentrar nos detalhes de sua interação mais recente (o passado) ou se preocupar com o que acontecerá na próxima vez que a vir (o futuro). Ao concentrar sua atenção no que está acontecendo neste exato momento, seja lá o que for, você pode se livrar dessas outras ansiedades e aprender a administrar melhor suas emoções à medida que surgem.

Observe que isso é diferente das técnicas de relaxamento. O objetivo da atenção plena não é necessariamente relaxar; é ter plena consciência do que está acontecendo no momento presente — sejam pensamentos, emoções, sensações, ações ou eventos.

Às vezes, isso pode ajudar você a relaxar, mas em outros momentos, não. Em vez disso, a atenção plena ajuda a aceitar, notar e tolerar as emoções e as situações em que você se encontra. As pesquisas sobre atenção plena mostram que ela está ligada a benefícios positivos em áreas como:

- Melhorar a capacidade de atenção.
- Melhorar o humor, incluindo diminuição da ansiedade e depressão em adultos.
- Regular emoções.
- Reagir com menos intensidade e mais flexibilidade aos desafios.
- Construir relacionamentos mais felizes.
- Mostrar mais compaixão por outras pessoas.
- Aceitar mais compaixão de outras pessoas.

O BÁSICO SOBRE ATENÇÃO PLENA

A consciência do momento presente sem fazer nenhum tipo de julgamento é conhecida como atenção plena.

A prática reduz o sofrimento ao tirar você da preocupação e do hábito de remoer os sentimentos que alimentam a ansiedade. Os psicólogos ensinam a prática da atenção plena por meio de visualização, respiração, meditação e outros exercícios. É uma habilidade que se constrói ao longo do tempo, como fortalecer um músculo. Focar por completo sua atenção no presente pode ser difícil, porque significa voltar repetidamente ao que está fazendo, mesmo quando se distrai. Você pode se preocupar por não ser muito bom nessa tarefa (e esse pensamento em si já é uma distração). É normal se sentir assim. Por isso, a melhor maneira de desenvolver habilidades de atenção plena na vida cotidiana é praticar em seções breves. Um minuto por dia, de modo consistente, pode ser suficiente para começar.

Aprender e compreender como tais habilidades funcionam pode ser difícil. Eu estava trabalhando com um adolescente com enxaqueca e ansiedade e percebi que a atenção plena podia ser uma ferramenta muito útil para ele. Quando introduzi a meditação da atenção plena, ele a descartou como sendo uma "respiração idiota" e quase desistiu da terapia. Meses depois, enquanto revisávamos seu progresso, perguntei-lhe qual habilidade ele achava mais útil quando estava com dor, e ele timidamente respondeu que a respiração fazia uma grande diferença. Eu não disse "eu avisei", mas com certeza pensei isso. A atenção plena o ajudou a aceitar a dor e reconhecer que poderia lidar com isso. Ao dar certa atenção à dor de cabeça, sem julgamentos, ele foi capaz de liberar a tensão e superá-la.

Os exercícios de atenção plena deste livro foram elaborados para ajudá-lo a concentrar sua atenção no aqui e agora. Experimente e use aqueles que funcionam para você. Sua principal tarefa é observar o que está fazendo, sem se envolver. Algumas regras básicas que você deve manter em mente durante as práticas:

- **Imagine-se como um drone.** Você pode ver tudo o que está acontecendo, mas está desconectado, pois é uma máquina.
- **Não se concentre no resultado.** Seu único trabalho é observar o que está acontecendo de maneira objetiva.
- **Enquanto estiver observando, tente descrever para si mesmo o que vê ou sente.**
- **Conforme descreve, lembre-se de adiar o julgamento.** Não se trata de algo ruim ou bom, certo ou errado; trata-se de absorver tudo.
- **Você vai se distrair, porque você é humano e é assim que nossas mentes funcionam.** Ao fazê-lo, procure voltar sua atenção de uma forma gentil e sem julgamentos para o que quer que esteja percebendo. Caso perceba que está julgando ou pensando coisas como "Isso não está ajudando" ou "Devo estar fazendo isso errado", tente ser gentil e compassivo consigo. Tudo bem se tudo isso parecer muito filosófico ou pouco claro à primeira vista. É por isso que a parte mais importante é a prática.

PREPARAÇÃO PARA A PRÁTICA DE ATENÇÃO PLENA

Quando se pratica um esporte, o que é preciso para aperfeiçoar uma habilidade? Em uma palavra: prática.

Os atletas seguem regimes de exercícios específicos projetados para colocá-los em forma. A atenção plena é como um músculo, então trate-a como se fosse um esporte. Você esperaria estar em forma após fazer um único polichinelo? Claro que não. Encarar a atenção plena desse jeito ajudará você a combater quaisquer obstáculos ou desculpas no futuro.

- **Faça um cronograma.** Quantos dias por semana você vai praticar? A que horas? Quanto mais específico você puder ser, melhor. Isso ajudará a se livrar de desculpas como "Não tive tempo".
- **Crie um espaço e um horário para praticar.** Pode ser enquanto está deitado na cama antes de adormecer.
- **Escolha um exercício para praticar repetidamente.** Pode ser qualquer um dos exercícios de atenção plena deste livro. Experimente fazê-los durante pelo menos uma semana. Lembre-se de que se a atenção plena é como uma atividade física, fazer uma só vez não é o suficiente.
- **Consistência é importante.** Trinta segundos de meditação respiratória diária são mais eficientes do que fazer um exercício mais longo apenas quando você se lembra. Para começar, escolha algo simples o suficiente para poder praticar todos os dias, mesmo no seu pior dia (e se esquecer, tudo bem também, basta voltar no dia seguinte).
- **Monitore.** Desenhe um gráfico simples com um espaço para cada dia da semana. Marque quando tiver feito sua atividade diária de atenção plena e observe qual completou. Pergunte a si mesmo se você se sente melhor, pior ou igual após a atividade. Para determinadas pessoas, marcar esse espaço pode ser uma grande motivação para continuar. Se escrever não funcionar para você, tudo bem — apenas tente encontrar uma maneira de praticar a atenção plena todos os dias.

- **Mantenha-se aberto.** Mantenha a mente aberta para experimentar e perceber como é a prática da atenção plena e estimule a sua curiosidade ao experimentar essas novas habilidades.

✦ ATENÇÃO PLENA

FAÇA UMA COISA DE CADA VEZ

ÚTIL PARA: construir a atenção plena no seu dia ao se concentrar na atividade que está fazendo no momento.

TEMPO: diariamente, pelo tempo que achar necessário.

Quando foi a última vez em que você se concentrou por completo em uma única tarefa ou atividade? Se você é como a maioria das pessoas, provavelmente tenta fazer muitas coisas ao mesmo tempo. Você pode estudar enquanto come, consultar seus e-mails enquanto assiste à TV ou planejar seu dia durante o banho. É normal executar muitas atividades ao mesmo tempo, mas isso também significa que você nunca está totalmente presente em uma única situação. Focar e fazer uma coisa por vez é uma ótima maneira de começar a incorporar a atenção plena ao seu dia, especialmente se você nem sempre tem tempo para uma prática formal.

1. Escolha uma atividade diária, como escovar os dentes, tomar banho ou preparar o seu almoço.

2. Ao concluir essa tarefa, tente estar totalmente presente no momento. Use todos os sentidos que puder para manter sua atenção apenas no que está fazendo e em nada mais.

Por exemplo, se estiver tomando banho:
- Observe a sensação da água em contato com a sua pele.
- Preste atenção à temperatura.
- Ao pegar o sabonete, observe como se sente ao tê-lo em mãos e ao se ensaboar.
- Qual é a aparência da água? Qual é o cheiro do sabonete?

- Se seus pensamentos começarem a divagar, traga-os de volta à experiência de tomar banho.

3. Depois de tentar esta atividade por uma semana, observe todas as mudanças em você ou na experiência. E tudo bem se você não observar qualquer mudança no início.

DICA:

Lembre-se de que é normal se distrair. Se você perder o foco, somente traga sua atenção de volta para o que está fazendo, sem julgamentos.

✧ ATENÇÃO PLENA

MEDITAÇÃO NO LAGO

ÚTIL PARA: controle do estresse e conectar-se com o seu eu mais calmo.

TEMPO: 10 minutos.

A meditação de atenção plena pode ajudar a aliviar a ansiedade ao conectá-lo com uma parte mais estável e calma de si. Este exercício é bom para quando sentir que as situações estão caóticas ou fora de controle e precisa retornar a um lugar mais calmo.

1. Deite-se em uma posição confortável e feche os olhos.

2. Traga a consciência para o seu corpo. Observe as sensações à medida que você se acomoda. Observe os pontos de contato entre o seu corpo e a superfície sobre a qual você está deitada.

3. Quando estiver confortável, imagine um lago. Pode ser um lago que você visitou ou que viu em fotos. Visualize-o. Ele é grande ou pequeno? É perfeitamente redondo ou de formato estranho? Aprecie a paisagem. É cercado por árvores? Existem montanhas?

4. Traga sua atenção para a superfície do lago. Observe como ele muda dependendo da hora. A cor pode mudar dependendo da iluminação ou escurecer quando as nuvens bloqueiam o sol. Abaixo da superfície, a água permanece a mesma ao longo do dia.

5. Observe também como a superfície do lago muda com o tempo. Quando a chuva cai, a água pode se agitar. Quando o vento sopra, pode formar ondas. Com a mudança das estações, a superfície do lago pode congelar no inverno ou ficar coberta por folhas secas no outono. Pode esquentar com o calor do sol do verão. Apesar de todas essas mudanças, o fundo do lago permanece parado e intacto.

6. A superfície do lago é o mundo em que você vive. Ele mudará de acordo com o tempo e fatores externos que podem estar fora de seu controle. Mas essas mudanças não precisam afetar sua sensação de bem-estar. Ao meditar, concentre-se em se tornar a totalidade do lago. Obedeça aos pensamentos, sensações e situações que perturbam a superfície, ao mesmo tempo que se conecta com a quietude que está sempre em algum lugar dentro de você. A quietude faz parte do lago tanto quanto as ondas e as oscilações. Permita-se sentir a calma dessas águas profundas e saiba que poderá voltar a elas quando se sentir abalado por acontecimentos na superfície do seu lago.

DICA:

Encontre um horário consistente para incorporar esse exercício (ou outra meditação, se esta não funcionar para você) em sua programação. Para muitos adolescentes, a hora de se deitar na cama é eficiente, porque pode ajudar a limpar a mente e relaxar antes de adormecer.

✧ ATENÇÃO PLENA

ATENÇÃO PLENA NA ALIMENTAÇÃO
ÚTIL PARA: concentrar-se no dia a dia.
TEMPO: 5 minutos.

Este exercício de alimentação pode lhe dar uma noção de como incorporar a atenção plena em seu dia a dia. Observe como alimentar-se dessa forma — devagar, com atenção — é diferente da maneira que você normalmente come. Perceba como sua experiência alimentar muda quando você desacelera e concentra sua atenção no presente.

1. Escolha um pequeno pedaço de comida. Por exemplo, você pode escolher uma uva-passa, um chocolate M&M ou um bombom. Nesta atividade, você é um cientista e seu objetivo é examinar o alimento com todos os seus sentidos, como se o estivesse descobrindo pela primeira vez.

2. Segure o alimento na palma da mão e olhe atentamente para ele. O que você consegue perceber visualmente? Observe detalhes como a cor e o formato. Descreva o alimento como um cientista ou um especialista faria.

3. Qual é a sensação? A textura é lisa? Áspera? Quente? Fria? Suave? Pegajosa? Observe a sensação em sua mão.

4. Se o item estiver embrulhado, desembrulhe-o. Observe a textura da embalagem e quaisquer alterações no que está vendo.

5. Use seu olfato. Qual é o cheiro quando você segura o alimento perto do seu nariz?

6. A comida emite algum som? Segure-a perto do ouvido e agite ou aperte suavemente. Você ouve alguma coisa? Descreva isso para si mesmo.

7. Coloque o item na boca, mas não mastigue ainda. Deixe-o descansar em sua língua e observe a sensação. Que gosto você sente? Existem sensações novas na sua língua?

8. Comece a mastigar lentamente. Dê uma mordida de cada vez. Como o sabor e a textura mudam em sua boca enquanto você mastiga?

9. Engula o alimento. Qual é a sensação descendo pela sua garganta conforme você o engole? Observe quaisquer sensações e descreva-as para si mesmo.

✧ ATENÇÃO PLENA

RELAXAMENTO MUSCULAR PROGRESSIVO

ÚTIL PARA: alívio do estresse e relaxamento do dia a dia; liberar a tensão em seu corpo.

TEMPO: 10 minutos, uma vez por dia.

A ansiedade, muitas vezes, pode se manifestar como uma desagradável tensão física e rigidez nos músculos. Ao tensionar e relaxar cada grupo muscular, este exercício pode ajudá-lo a se tornar mais consciente das sensações corporais e a se sentir mais à vontade fisicamente. O objetivo é tensionar cada grupo muscular durante 5 a 10 segundos. Não contraia completamente os músculos, pois isso pode provocar desconforto e até dores. Em vez disso, enrijeça cerca de 75% do grupo muscular, depois libere a tensão e relaxe o músculo por cerca de 15 segundos. Observe a diferença entre tensão e relaxamento.

1. Sente-se confortavelmente e concentre-se na respiração.

2. Aperte a mão e o braço direito. Segure por 10 a 15 segundos e depois relaxe, livrando-se de qualquer tensão. Faça o mesmo com a mão e o braço esquerdo. Repita o ciclo mais uma vez.

3. Volte sua atenção para seus braços e ombros. Estique seus braços para cima e para trás. Sinta a pressão em seu ombro enquanto você fica tenso e mantenha-se na mesma posição. Então, abaixe os braços para a lateral do corpo e relaxe por 15 segundos. Repita.

4. Concentre-se em seus ombros e pescoço. Puxe seus ombros para cima em direção aos ouvidos e sinta a tensão. Relaxe, abaixe os ombros e sinta a diferença entre tensão e relaxamento antes de repetir.

5. Direcione a atenção para o maxilar. Tensione-o ao morder e perceba a tensão em sua mandíbula e nos músculos do pescoço. Relaxe a região e deixe o queixo se abrir livremente antes de repetir o exercício.

6. Tensione seu rosto. Franza o seu nariz e testa juntos e feche os olhos com bastante força. (Se isso lhe parecer um pouco bobo, faça o exercício quando ninguém estiver olhando.) Mantenha-se na posição e relaxe antes de repetir o movimento. Observe se seu rosto parece mais relaxado.

7. Concentre a atenção em sua barriga. Contraia seu abdômen, puxando os músculos em direção à coluna. Depois disso, libere a tensão e sinta sua barriga se relaxando e expandindo. Repita uma vez.

8. Contraia os músculos da perna e do pé direito. Levante a perna e flexione os dedos dos pés em direção ao teto. Relaxe e deixe o pé descansar no chão novamente. Repita com o lado esquerdo, relaxe por 15 segundos e faça o exercício novamente.

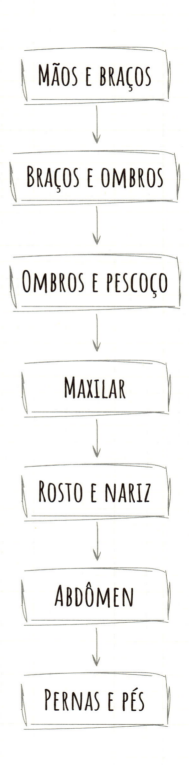

DICA:

Pode ser útil gravar-se lendo as etapas e, em seguida, reproduzir o vídeo enquanto repete os exercícios, até mesmo fechando os olhos, se isso ajudar você a se concentrar (apenas tente não adormecer). Com a prática regular, você pode começar a notar a tensão em seu corpo de maneira automática e, assim, concentrar-se no relaxamento de músculos específicos em vez de fazer o exercício completo.

✦ ATENÇÃO PLENA

ATIVIDADE DOS CINCO SENTIDOS, OU 5-4-3-2-1
ÚTIL PARA: assentar-se rapidamente.
TEMPO: 1 minuto.

A atenção plena pode ajudá-lo a lidar com a ansiedade interna ao focar sua atenção no ambiente externo. Isso é útil quando seus pensamentos e emoções parecem estar caóticos e fora de controle. Exercícios de ancoragem como este podem tirar você dos pensamentos ansiosos e trazê-lo de volta ao momento presente. Esta prática não requer um lugar silencioso ou muito tempo, apenas uma mudança na sua atenção.

1. Olhe ao seu redor e cite cinco coisas que você consegue ver. Tente identificar coisas que você normalmente não notaria ou que demoraria um certo tempo para perceber.

2. Perceba quatro coisas que você pode tocar. Concentre-se nesses itens ou superfícies ao senti-los com as mãos ou o corpo.

3. Cite três coisas que você pode ouvir de onde está. Pode ser o tique-taque de um relógio, o zumbido de um eletrodoméstico ou um carro transitando. Tente perceber os sons que você normalmente ignoraria.

4. Identifique duas coisas cujo cheiro você sentir. Esses odores podem ser agradáveis ou desagradáveis. Tente notá-los sem julgamento.

5. Diga uma coisa que você pode saborear. Se não houver nada ao seu alcance, você consegue perceber algum gosto ou sensação na sua boca? Caso esse exercício seja muito desafiador, nomeie um sabor que você gostaria de provar.

DICA:

Se você ainda se sentir importunado por pensamentos ou emoções ao terminar esse exercício, pode repeti-lo até que os sentimentos mais intensos passem.

✧ ATENÇÃO PLENA

RESPIRAÇÃO COLORIDA
ÚTIL PARA: relaxamento diário; estimular a calma.
TEMPO: 5 minutos.

Os exercícios respiratórios podem ajudar a controlar o estresse, regular as emoções e até mesmo reduzir a pressão arterial. Este exercício combina a respiração abdominal com visualização para ajudar a limpar sua mente.

1. Escolha duas cores: Uma que você associa a relaxamento e outra que você associa a ansiedade ou da qual simplesmente não gosta. Para mim, o azul é calmante, enquanto o amarelo me faz pensar em fitas de sinalização. Vou usá-los neste exemplo, mas você pode escolher as cores que funcionarem para você.

2. Encontre um lugar tranquilo. Sente-se ou deite-se em uma posição confortável. Feche os olhos e se concentre unicamente na respiração.

3. Inspire. Imagine a cor azul enchendo seus pulmões. Imagine-a lavando seu corpo com uma sensação de calma. Inspire o azul em todas as partes de seu corpo que parecem especialmente tensas.

4. Expire. Visualize-se expirando a cor amarela. Esse ar tenso e ansioso é desagradável e se mantém firme dentro de seu corpo, então a melhor maneira de liberá-lo é com respirações longas e lentas.

5. Continue a visualizar. Veja o ar azul enchendo seu corpo com uma sensação de calma enquanto você inspira, e o ar amarelo deixando seu corpo enquanto você expira. Sinta sua respiração aumentar enquanto você continua o exercício, e tente exalar mais longamente do que você inala.

DICA:

Este é um bom exercício para ser incorporado na sua rotina noturna, já que ajuda a limpar a sua mente antes de adormecer.

✧ ATENÇÃO PLENA

SCANNER CORPORAL

ÚTIL PARA: observar e gerenciar sintomas físicos de ansiedade.

TEMPO: 10 minutos.

Perceber as sensações físicas que a ansiedade manifesta em seu corpo à medida que surgem pode auxiliar no gerenciamento do estresse antes que ele cresça como uma bola de neve.

Este exercício é uma forma de trazer mais consciência às sensações externas do corpo. Se você tiver muitos sintomas físicos de ansiedade, pode ser difícil concentrar-se neles no início, mas os benefícios em longo prazo valem a pena. Gravar-se lendo as instruções em voz alta pode ajudar. Você pode então reproduzir a gravação e acompanhá-la.

1. Sente-se com a coluna ereta em uma cadeira com os pés apoiados no chão, ou deite-se de costas, se preferir. Quando estiver confortável, observe as sensações em seu corpo ao se sentar ou deitar, prestando atenção aos locais em que ele entra em contato com a superfície que você está tocando.

2. Feche os olhos e preste atenção à sua respiração. Faça algumas respirações longas e profundas. Observe como você sente cada vez que inspira, conforme a respiração preenche seu corpo, e como você sente cada vez que expira, conforme a respiração sai de seu corpo.

3. Traga sua atenção para seus pés. Observe a sensação de apoiá-los no chão ou das meias contra a sua pele. Traga consciência para quaisquer sensações que você sente em seus pés e dedos dos pés, sem julgá-las como boas ou ruins. Conforme inspira, siga a

respiração do nariz aos pulmões, desça para a barriga e passe pelas pernas e dedos dos pés. Expire e relaxe. Siga mais uma respiração até os pés, percebendo qualquer sensação que possa surgir.

4. Na próxima inspiração, concentre-se nas pernas. Observe quaisquer sensações nos tornozelos e nas panturrilhas, depois nos joelhos e nas coxas. Observe se sentir dor ou desconforto, sem tentar mudar ou julgar as sensações. Envie outra respiração pelas pernas e observe se as sensações mudam.

5. Em sua próxima inspiração, traga a atenção à parte inferior das suas costas. Observe qualquer tensão que você possa estar segurando nessa área do corpo e traga sua consciência até ela.

6. Siga sua respiração em seu abdômen. Observe como cada respiração sobe e desce.

7. Concentre a respiração na parte superior das costas e nos ombros. Observe a sensação desses músculos. Muitas pessoas carregam tensão nessa parte do corpo. Preencha a área com sua respiração e, ao expirar, observe os pontos de contato entre esta área e a superfície na qual você está sentado ou deitado.

8. Em sua próxima inspiração, sinta a respiração encher seu peito e coração. Traga a sua consciência para esta área.

9. Em seguida, siga a respiração para as mãos e braços. Sinta a respiração fluindo pelos dedos, palma das mãos, punhos e ante-braços, subindo pelos braços e ombros. Esteja ciente das sensações em seus braços e de quaisquer pensamentos ou desejos que as acompanhem. Se sua mente divagar, traga gentilmente a atenção de volta a essa área do corpo.

10. Permita que sua atenção se volte para a cabeça e o rosto. Conforme respira, observe a sensação de ar fluindo pelas narinas ou a leve cócegas de um fio de cabelo encostando na bochecha. Observe se seus pensamentos ou sensações mudam de acordo com a respiração.

11. Concentre-se em todo o seu corpo. Siga sua respiração do topo da cabeça até a ponta dos pés.

12. Ao chegar ao final desta prática, comece a mudar a consciência de suas sensações corporais para o mundo exterior. Observe todos os sons, cheiros e a textura da superfície em que você está sentado. Quando estiver pronto, abra suavemente os olhos.

DICA:

Mais cedo ou mais tarde, com a prática, você não precisará do roteiro, porque vai se acostumar a reparar em seu corpo e liberar qualquer tensão que encontrar.

✧ ATENÇÃO PLENA

VISUALIZAÇÃO: IMAGINE UM TREM

ÚTIL PARA: trazer consciência para seus pensamentos; parar de remoer situações.

TEMPO: 2 minutos.

É normal ficar preso nos próprios pensamentos, mas fazer isso com frequência pode levá-lo para longe do momento presente. Caso se pegue remoendo um problema, esta ideação pode ajudá-lo a se firmar no aqui e agora, afastando esses pensamentos problemáticos. Afinal, o fato de você alimentar um pensamento não o torna verdadeiro.

1. Encontre um lugar confortável para sentar-se e comece a prestar atenção em seus pensamentos.

2. Imagine que está sentado em um trem olhando pela janela, vendo o cenário passar. Você observa árvores e casas passando, e as pessoas cuidando dos seus afazeres.

3. Imagine que essas imagens – pessoas, lugares e coisas que você vê – são, na verdade, os pensamentos em sua mente. Imagine que seus pensamentos são apenas as cidades pelas quais você passa nessa viagem de trem.

4. Observe quais pensamentos causam resposta emocional e quais pensamentos são apenas declarações aleatórias sem emoções conectadas. A raiva pode gritar: "Meus pais estão tentando arruinar minha vida". Vão aparecer milhares de pensamentos girando por dia em torno de si, como: "Esse carro é vermelho", "Meu nariz parece tão grande hoje", "Vai chover", "Meus amigos não gostam de mim". Observe esses pensamentos passarem enquanto você olha pela janela do trem.

74 ✧ ATENÇÃO PLENA

5. Observe como até mesmo os pensamentos ou emoções mais fortes eventualmente dissipam, como uma cidade desaparecendo a perder de vista. Como você está em um trem, não pode sair para visitar as cidades ou falar com as pessoas. Seu trabalho é simplesmente sentar e observar a paisagem através da janela.

DICA:

Essa visualização dos pensamentos passageiros pode assumir muitas formas. Você pode imaginar pensamentos como nuvens cortando o céu, bolhas flutuando, carros alegóricos, músicos marchando em um desfile ou outra imagem que funcione para você.

✧ ATENÇÃO PLENA

ACALME A MENTE

ÚTIL PARA: consciência sem julgamento.

TEMPO: 2 minutos.

MATERIAIS: um globo de neve. Se não tiver um por perto, pode produzir o seu próprio. Pegue um pequeno frasco com tampa, encha-o com água e adicione um pouco de glitter.

Imagine um globo de neve: no minuto em que você o pega, o glitter e a areia dentro dele se mexem, tornando difícil identificar exatamente o que há ali. Assim que esses flocos se assentam, a água torna-se mais limpa e você pode ver as figuras dentro do globo com muito mais nitidez.

Nossas mentes são muito parecidas com um globo de neve. Para enxergar claramente o que está acontecendo, muitas vezes você precisa esperar que as coisas se acomodem.

1. Pegue o globo de neve e sacuda-o um pouco. Observe como os flocos se mexem caoticamente na água.

2. Observe o glitter ao passo que ele se assenta. Observe como alguns flocos logo se assentam, enquanto outros demoram mais para pousar no fundo. Observe como, com o tempo, o globo de neve fica limpo e calmo. O glitter no recipiente representa os pensamentos, as emoções e os impulsos girando em sua cabeça. Por meio da atenção vigilante e sem julgamentos, esses pensamentos e impulsos se estabelecerão naturalmente. Observe que você não pode forçar os flocos a se assentarem de forma mais rápida. Da mesma maneira, os flocos não se acomodam todos na mesma velocidade: alguns pensamentos demoram mais para se assentar do que outros.

É somente com paciência que você permitirá que sua mente se estabeleça totalmente em seu próprio ritmo.

3. Quando o glitter se assentar, verifique como está sua mente. Está mais estável do que antes de tentar o exercício? Tenha ciência de que pode demorar mais para sua mente se acalmar do que para o glitter pousar no fundo do globo de neve. Se precisar, vire o recipiente ou o globo e observe os flocos se assentarem de novo.

DICA:

Saiba que é normal sua mente divagar. Isso o torna humano. Se começar a pensar sobre como essa tarefa é estúpida ou entediante, reformule para "Estou tendo um pensamento de que isso é estúpido ou chato". Esta é uma maneira suave de voltar a focar na tarefa e de prestar atenção em seus pensamentos.

◇ ATENÇÃO PLENA

RESPIRAÇÃO QUADRADA
ÚTIL PARA: relaxamento diário.
TEMPO: 2 minutos.

Esta é outra estratégia de atenção plena para adicionar à sua caixa de ferramentas. Assim como outras habilidades de atenção plena, a respiração quadrada pode ajudar a reorientar sua mente e acalmar seu corpo quando você estiver se sentindo ansioso. Esta técnica de respiração pode ser usada em momento de estresse.

1. Encontre uma posição confortável.
2. Inspire lentamente por quatro segundos.
3. Prenda a respiração por quatro segundos.
4. Expire lentamente por quatro segundos.
5. Prenda a respiração por quatro segundos.
6. Repita esse ciclo quatro vezes.

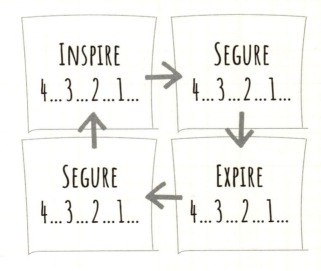

ESTRESSE

EXERCÍCIOS

CÉREBRO

PASSADO

DEPRESSÃO

ANSIEDADE

FUTURO

ATENÇÃO

MENTE

DORMIR

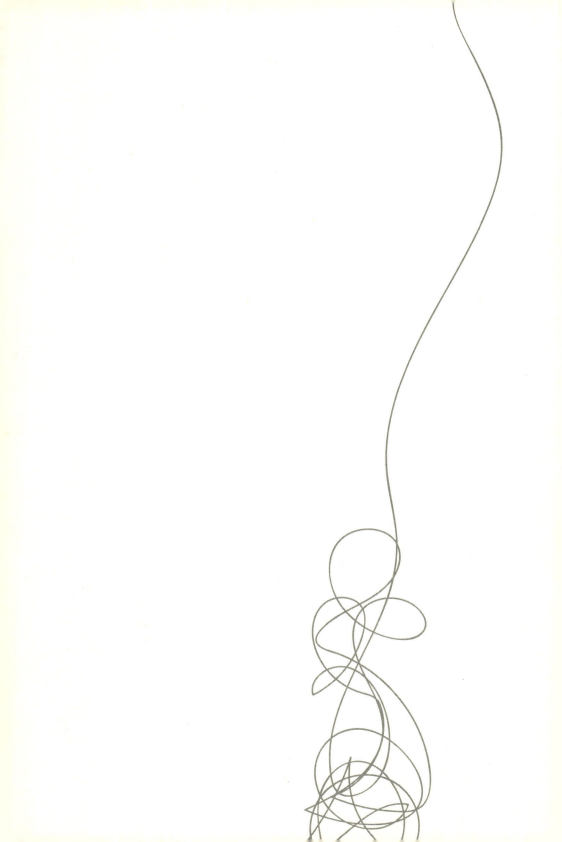

LIDE COM EMOÇÕES DIFÍCEIS 3

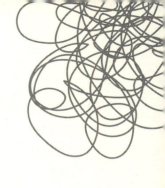

Pode ser difícil separar as emoções negativas umas das outras. Ainda que saiba que está se sentindo mal, você pode não ser capaz de identificar se está aborrecido, com raiva, triste ou ansioso. Essa experiência é totalmente normal — emoções desafiadoras podem ser difíceis de serem distinguidas porque, muitas vezes, uma exerce impacto sobre a outra. Este capítulo se concentrará em raiva, tristeza e depressão. Ele oferecerá ferramentas práticas para aceitar essas emoções desafiadoras e estratégias para quando sentir-se imerso em negatividade.

O QUE SÃO EMOÇÕES?

As emoções são vastas e confusas, e as temos o tempo todo. Quando pergunto a alguém — adultos e adolescentes — o que são as emoções, normalmente existe uma dificuldade em responder. Claro, é possível nomear sentimentos, mas isso não é o mesmo que entendê-los.

Qualquer emoção, positiva ou negativa, pode ser decomposta naquele modelo de TCC de "sensação-pensamento-comportamento". Nenhuma emoção é "ruim", porque cada emoção tem um propósito — fornecer-nos informações para tomarmos decisões a respeito de como buscar segurança. A emoção está conectada a uma ação, e essa ação é adaptativa de alguma forma, ou seja, é uma reação ao que estamos sentindo.

Pense em seus próprios medos intrincados. Se um tigre aparecesse na sua porta neste minuto, você ficaria com medo. Esta é a sua emoção. Por causa dessa emoção, você gostaria de fugir o mais rápido que pudesse ou atingir o tigre de alguma forma para se defender. Qualquer uma dessas ações o manteria em segurança, o que é bom.

Em todas as emoções está embutido esse tipo de ação adaptativa. Quando você está feliz, deseja continuar fazendo o que lhe provoca esse sentimento, a fim de aumentar a felicidade. Quando está triste, você quer chorar ou ficar sozinho para poder processar a situação. Quando está com medo, quer se defender.

LIDE COM A RAIVA

Quando foi a última vez que você sentiu raiva? Tenho certeza de que não faz muito tempo. É normal sentir raiva ou irritação. E esse sentimento é adaptativo. Se você nunca sentisse raiva, provavelmente deixaria as pessoas pisarem em você. A raiva nos incita a defender nossos direitos, o que pode ser uma coisa boa. O problema surge quando ela comanda o seu dia e o faz agir de maneiras das quais poderá se arrepender mais tarde.

Imagine o seguinte cenário: dois de seus melhores amigos postam uma foto no Instagram, na qual parecem se divertir muito na companhia um do outro, e você não foi convidado. Você sente que está ficando furioso. Seu rosto fica quente e você pensa: "Que absurdo. Não acredito que eles saíram sem mim". Você envia uma mensagem de texto xingando-os em letras maiúsculas, falando sobre como são egoístas. Mais tarde, você descobre que eles o convidaram, mas você não viu a mensagem. Você não sabe como retirar o que disse.

A raiva é normal; não é boa nem ruim. Mas a maneira com que você age em relação a ela pode gerar consequências. Você não tem como fazer alguém "desler" mensagens de texto raivosas, desfazer agressões ou fazer um professor esquecer que você o xingou por não ter arredondado a sua nota.

É importante descobrir quando é produtivo deixar a raiva comandar suas ações — ao defender seus direitos ou os direitos de outros — e quando isso só vai o colocar em apuros. É tentador argumentar que a raiva é algo que não se pode controlar, mas isso não vem ao caso. Você está certo ao pensar que não pode ligar ou desligar seus sentimentos, mas só porque sente raiva não significa que precisa agir guiado por esse sentimento. Você está no controle de suas ações.

Pode ser útil descobrir o que desencadeia sua ira para que você se prepare para situações em que pode sair do controle. Experimente usar as práticas de monitoramento de humor na seção "Revelando seus gatilhos" (p. 30). Você também pode tentar alguns dos exercícios de atenção plena do capítulo anterior.

☼ FOCO

ENCONTRE A RAIZ DA SUA RAIVA

O que irrita você? Encontrar seus gatilhos pode ajudá-lo a interromper o ciclo de raiva de forma mais rápida e a aprender como lidar com a questão. Reserve alguns minutos para pensar sobre seus gatilhos. Lembre-se: eles não precisam ser ações ou eventos. Também podem ser palavras, pensamentos ou até mesmo sensações corporais.

Para descobrir o que desencadeou o gatilho, pense em uma época na qual você sentiu raiva. Faça as seguintes perguntas a si mesmo:

- Fui ferido física ou emocionalmente?
- Minhas expectativas não foram atendidas?
- Minhas necessidades não foram atendidas?
- Havia algo específico na situação que me deixou com raiva – como uma pessoa, som ou cena?
- O que eu estava pensando ou fazendo antes de começar a ficar com raiva?
- O meu gatilho foi algo no passado em vez da situação do presente?

A raiva é uma resposta emocional a não se sentir em segurança ou a necessidades que não estão sendo satisfeitas. Isso é especialmente verdadeiro em relacionamentos próximos, por exemplo amigos ou família, em que você acha que eles deveriam ter mais consciência e não fazer o que fizeram ou não dizer o que disseram. Quando você sente que uma barreira de segurança emocional foi violada, pode parecer que a outra pessoa traiu você ou quebrou parte de um acordo.

Seus pensamentos contribuem muito para os gatilhos da raiva. Considere novamente as situações passadas em que você teve esse sentimento. Algum desses tipos de pensamento passou por sua mente?

- "Essa pessoa me prejudicou ou zombou de mim."
- "Essa pessoa me machucou de propósito."
- "Essa pessoa 'devia' ter agido de modo diferente ou tido mais consciência."

É importante conhecer seus gatilhos e os pensamentos que se seguem, porque esse conhecimento pode ajudá-lo a identificar bons mecanismos de enfrentamento. Lembre-se novamente de que é normal sentir raiva, mas agir de acordo com esse sentimento pode prejudicar seus relacionamentos e deixá-lo esgotado emocionalmente.

LIDE COM A TRISTEZA E A DEPRESSÃO

A tristeza é outra emoção desafiadora. Embora sentir-se triste às vezes seja normal para todo mundo, sentir tristeza extrema pode ser um sintoma de depressão. Mas somente profissionais especializados sabem reconhecer quando a tristeza se transforma em patologia. Aqui estão listadas algumas perguntas para distinguir entre a depressão e a tristeza normal que acompanha a adolescência:

- Você tem mais dias de tristeza do que neutros/alegres?
- Você perdeu o interesse por atividades que o faziam feliz?
- Você se sente irritado regularmente?

Se a sua tristeza for persistente e durar duas semanas, ou se você sentir que uma nuvem carregada está pairando sobre você há um ano, você pode estar em um quadro de depressão, e não apenas triste. Para atender aos critérios de um diagnóstico de depressão, os psicólogos procuram mudanças específicas em aspectos como apetite (aumento ou diminuição da alimentação), sono (dificuldade em adormecer ou dormir demais), foco (dificuldade de concentração ou sensação de que sua mente fica vazia) e nível de energia (dificuldade em se movimentar ou inquietação).

Os psicólogos também procuram mudanças nos pensamentos. Você se sente desesperado em relação a si mesmo, suas habilidades e seu futuro? Você costuma sentir culpa? Também sabemos que, com os adolescentes, a depressão pode se manifestar como irritabilidade ou mau humor. Se você está experimentando muitos desses sintomas, pode estar lidando com depressão.

Você se lembra de que toda emoção está conectada a uma ação? A tristeza faz você querer a reclusão. Dá vontade de ficar sozinho no quarto, jogar videogame, cobrir a cabeça com as cobertas e se desconectar totalmente. Pode ser uma sensação boa no momento

— se você está depressivo e dorme durante um tempo, ao menos não sentirá nada enquanto estiver dormindo. Eventualmente, porém, irá acordar. E, com frequência, você se sentirá ainda pior depois de fazer isso. Você pode recusar o convite de seus amigos para sair e, então, se sentir péssimo quando todos postarem fotos juntos sem você. E uma vez que perdeu as piadas internas, se sentirá ainda mais distante do grupo.

A depressão traz um ciclo de inatividade: você não faz nada, então se sente mal e, por se sentir mal, faz ainda menos, e isso faz você se sentir ainda pior.

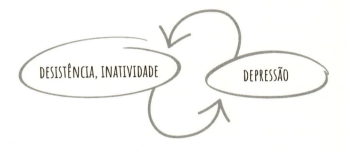

Em vez de ceder ao impulso de desistir, a melhor maneira de controlar os sentimentos da depressão é tirando seu poder ao não agir de acordo com eles. As técnicas deste capítulo podem ajudar a evitar que a tristeza assuma o controle e, com a prática, você pode tomar medidas para reverter o ciclo depressivo.

Se você está deprimido, pode desejar estar morto ou ter pensamentos sobre como o mundo seria sem você. Você pode pensar em se machucar ou se matar. Pensamentos suicidas são um sintoma sério de depressão. Se você está se sentindo assim, saiba que existem pessoas treinadas para apoiá-lo durante crises emocionais. Para obter suporte, você pode discar 188 e falar com alguém no Centro de Valorização da Vida (CVV); o serviço está disponível 24 horas, sete dias por semana.

UMA SESSÃO COM AS SUAS EMOÇÕES

Você sabe por que é tão difícil não reagir quando sente uma emoção intensa, mesmo que saiba, logicamente, que agir de acordo com ela pode não ser a melhor escolha? É porque as emoções nos informam que, se não respondermos a elas agora, elas nunca irão embora por conta própria. Mas isso é totalmente falso. Embora às vezes pareçam furacões, as emoções são mais como ondas que recuam e fluem. Elas vêm com força, mas, por fim, se você lhes der tempo, elas vão embora por conta própria.

A melhor maneira de permitir que emoções desafiadoras venham e vão é aceitando-as. Aceitação não significa concordar ou ceder às emoções; significa apenas reconhecer sua existência. Negar ou se recusar a reconhecê-las é uma atitude que pode se voltar contra você. Por outro lado, dar atenção a emoções difíceis irá ajudar você a superá-las mais rápido, sem os efeitos colaterais da evitação em longo prazo.

Quando você está no meio de uma emoção negativa intensa, pode ser difícil saber o que fazer. As habilidades nas páginas a seguir são destinadas a providenciar ferramentas para ensiná-lo a enfrentar e suportar suas emoções, para que você possa lidar melhor com sua depressão, raiva e ansiedade.

⚡ AÇÃO

ESTABELEÇA METAS PEQUENAS
ÚTIL PARA: motivar-se para mudar seu humor deprimido.
TEMPO: variável, mas diariamente.

A depressão esgota a energia e dificulta a execução de tarefas que costumavam ser fáceis. Definir pequenas metas pode ajudar a quebrar o ciclo de inatividade e abstinência, trazendo-o de volta a uma rotina mais saudável.

A ideia é construir uma base de hábitos saudáveis capazes de ajudar a melhorar seu humor, como autocuidado e exercícios. Não estabeleça metas grandes e ambiciosas que levem-no à decepção. Você se sentirá melhor se escolher metas pequenas que são administráveis e realistas, mas que ainda assim o conduzam em uma direção positiva.

Quando você começar a sentir os efeitos positivos dessas pequenas etapas, pode se sentir motivado a dar passos maiores.

CUIDADOS PESSOAIS
Você perdeu o hábito de escovar os dentes, tomar banho ou limpar o quarto? Reintroduzir essas atividades de autocuidado pode melhorar seu humor, ajudando-o a se sentir-se um pouco melhor consigo. Se uma tarefa parecer muito difícil, divida-a em pequenas etapas praticáveis e defina um prazo para que não pareça interminável. Vejamos o exemplo de um quarto bagunçado. Em vez de tentar limpar tudo em um dia, tente esta abordagem:

1. Estabeleça a meta de limpar apenas uma parte do cômodo por dia, durante 15 minutos diários.

2. Divida o que precisa ser feito em tarefas mais simples, de 15 minutos, por exemplo: pegar as roupas, passar o aspirador, arrumar os papéis etc.

3. Faça cada uma dessas tarefas individualmente. Tire um dia para pegar as roupas, outro dia para dar uma olhada nos papéis, outro dia para passar o aspirador. Desse jeito, você vê uma pequena melhora a cada dia, mas não se sente muito atolado com os afazeres.

4. Lembre-se de que nenhuma etapa é pequena demais. O simples fato de pendurar o seu casaco em vez de ter o hábito de jogá-lo no chão pode ser um avanço enorme.

EXERCÍCIO:

Sabemos que movimentar-se é uma maneira muito eficaz de controlar e até combater o mau humor, mas pode ser um pouco difícil de fazer quando você está se sentindo deprimido. Assim como no caso de limpar o quarto, é melhor não definir metas muito difíceis ou insustentáveis. Por exemplo, não comece dizendo que você vai correr durante uma hora, cinco vezes por semana. Em vez disso, tente as seguintes etapas:

1. Estabeleça a meta de dar a volta no quarteirão durante cinco minutos antes de ir à escola, apenas um dia por semana. Pode parecer insignificante para fazer a diferença, mas é um pequeno passo que você pode realizar de modo consistente.

2. Na semana seguinte, tente fazer 10 minutos e, na semana seguinte a essa, 15. Ou se quiser manter os 5 minutos, basta adicionar uma segunda caminhada à semana. Eventualmente, você pode se sentir fortalecido o suficiente por essas caminhadas curtas para transformá-las em pequenas corridas. Lembre-se de que mudanças sutis podem ter grandes efeitos aqui. Até mesmo colocar tênis e roupas de ginástica pode ser um passo na direção certa.

AÇÃO 91

3. Escolha um tipo de exercício de que goste. Se gosta de basquete, tente fazer cestas por 10 minutos. Se gosta de dançar, coloque para tocar uma música de que você goste e dance no seu quarto. Para ficar motivado, é só se mexer.

> **DICA:**
>
> Não há problema se você não notar mudança alguma no seu humor imediatamente. Comemore o sucesso de fazer algo que você não teria feito antes e faça de novo amanhã.

⚡ AÇÃO

PLANEJE ATIVIDADES QUE VOCÊ VALORIZA

ÚTIL PARA: reversão do ciclo de abstinência da depressão.

TEMPO: você decide, mas reserve um período a cada dia ou semana para planejar com antecedência. Uma boa meta inicial para a atividade é de 30 minutos por dia.

Quando você está se sentindo deprimido, é fácil se afastar de pessoas e atividades que antes eram importantes para você. O exercício abaixo irá ajudá-lo a identificar atividades que agregam valor e alegria à sua vida, para que se sinta com mais energia e senso de realização.

1. Faça uma lista das atividades que você gostava de praticar ou que talvez gostaria de experimentar. As melhores alternativas são aquelas que fazem você se mexer. Pode variar desde atividades simples, como ir ao cinema, a atividades que exigem mais planejamento, como um projeto artístico ou uma caminhada (tomar sol é sempre uma boa opção). Tenha metas simples de realizar e outras mais ambiciosas. Pense em coisas que pode fazer sozinho ou em casa, como preparar uma playlist de música para ouvir, mas pense também em outras que envolvem amigos ou familiares, como jogos de tabuleiro ou esportes. Aborde isso como um *brainstorm* — não há respostas erradas e, quanto mais longa a lista, melhor, porque você terá mais opções para escolher.

2. Depois de montar uma lista de opções, escolha uma que pareça executável e elabore um plano. Quanto mais específica, melhor. Pense sobre como pode incorporar seu plano em seu dia, quando irá fazê-lo e quanto tempo será dedicado a isso. Por exemplo, se cozinhar está na sua lista, pense em quando e o que

você vai assar: "Na segunda-feira à noite, por volta das 20h, vou preparar biscoitos de chocolate" ou "Vou caminhar por meia hora após a aula na segunda-feira e na quarta-feira".

3. Defina metas semanais. Pense no que pode atrapalhar suas metas. Você pode até considerar dar a si mesmo uma pequena recompensa caso cumpra esses objetivos.

✧ ATENÇÃO PLENA

ACALME-SE

ÚTIL PARA: ser capaz de dispersar emoções desconfortáveis.

TEMPO: variável.

Acalmar-se é uma boa habilidade para desenvolver quando você se sentir completamente importunado por seus sentimentos. As emoções eventualmente desaparecem, então essa é uma maneira de ganhar tempo. Quando suas emoções parecerem mais controláveis, você pode se mover para outras habilidades conscientes.

Neste exercício, você escolherá cinco atividades para que cada um dos seus cinco sentidos se acalmem e se confortem. Darei exemplos para cada um.

1. Visão: experimente fazer uma caminhada e observar as árvores e flores ao redor; também pode assistir a um filme ou um vídeo na internet.

2. Audição: ouça uma música relaxante de que você goste; ouça os sons emanados pela natureza; observe o que é possível você ouvir ao seu redor.

3. Tato: tome um banho e repare nas sensações que a água proporciona no contato com o corpo.

4. Paladar: mime-se com um lanche especial. Coma devagar e saboreie cada mordida.

5. Olfato: observe os aromas ao seu redor. Sinta o cheiro do seu perfume favorito ou de um alimento que você adora.

✧ ATENÇÃO PLENA

OUÇA SUAS EMOÇÕES

ÚTIL PARA: sentir-se no controle de suas emoções, em vez de fazer com que elas controlem você.

TEMPO: 2 a 5 minutos.

Mesmo as emoções mais avassaladoras podem variar sua intensidade de acordo com cada momento. Uma maneira de lidar com os sentimentos desafiadores é percebê-los, ser capaz de rotulá-los e lidar com eles quando surgirem. Quando for capaz de focar intencionalmente sua atenção no que está ao seu redor, você pode se sentir mais no controle.

1. Usando as regras gerais de atenção plena de observação e descrição, observe quais emoções você está experimentando neste momento. Avalie-as em uma escala de 0 a 10, sendo 10 o nível mais intenso.

2. Observe com atenção o que seu corpo sente enquanto experimenta a emoção. Seus músculos estão pesados? Seu rosto está quente?

3. Descreva essas sensações físicas para si mesmo usando no mínimo três afirmações.

4. Volte sua atenção para seus pensamentos. Perceba quais são sem julgá-los. Observe-os tal qual um cientista em um laboratório, sem tentar mudá-los ou influenciá-los.

5. Continue observando para identificar se há mudanças na intensidade de seus pensamentos, emoções ou sensações físicas enquanto você os observa. Se sua atenção se dispersar, traga-a de volta para o exercício sem se julgar por perder o foco.

DICA:

Se essa habilidade parecer desconfortável no início, saiba que isso é normal. Quando foi a última vez em que você se sentou e se permitiu vivenciar emoções desconfortáveis durante dois minutos?

✧ ATENÇÃO PLENA

RESPIRAÇÃO ABDOMINAL

ÚTIL PARA: reduzir o estresse e a raiva.

TEMPO: 1 minuto por dia até você se acostumar e, depois, fazer sempre que se sentir estressado.

Em momentos de estresse intenso, pode ser útil dar um passo para trás e relaxar seu corpo. Você deve ter notado que sua respiração fica superficial quando está se sentindo ansioso, como se o ar não enchesse os pulmões em sua totalidade. Sob estresse, muitas vezes não respiramos com nosso diafragma (o músculo sob nossas costelas que puxa o ar para dentro e para fora), o que pode nos deixar com vertigens e tonturas, causando ainda mais sofrimento. Embora respirar seja automático, é uma ação que pode ser controlada.

1. Deite-se de costas ou sente-se confortavelmente em uma cadeira. Feche seus olhos (se for confortável para você) ou procure se manter concentrado em um ponto à sua frente.

2. Coloque uma das mãos no peito e a outra na barriga. Observe qual mão se move enquanto você respira normalmente (geralmente é aquela no seu peito).

3. Inspire lentamente pelo nariz. Enquanto você inspira, imagine sua barriga se enchendo de ar como um balão. Sinta-o pressionado contra sua mão.

4. Expire lentamente pela boca. Conforme você expira, imagine aquele balão esvaziando e sinta sua barriga afundar, quase como se estivesse empurrando o umbigo em direção à coluna.

5. Repita. Ao inspirar, sinta sua barriga se encher de ar. A mão em seu peito deve ficar relativamente parada. Conforme você expira,

sinta sua barriga relaxar e ir para dentro. Tente não tensionar seus músculos do abdômen; apenas deixe a respiração preencher seu corpo naturalmente por meio de seu nariz e rumo a seus pulmões. Permita que ela saia do seu corpo da mesma maneira, sem forçá-la. Este exercício funciona melhor quando você expira por mais tempo do que inspira.

DICA:

Alguns adolescentes com ansiedade consideram um pouco desconfortável esse tipo de relaxamento. Não tem problema, é normal. O método ainda pode ser útil para prestarmos atenção à respiração e para aprendermos a respirar de um jeito calmo, mesmo que no começo não seja tão calmante assim. Um bom momento para praticar essa habilidade é na cama, antes de dormir.

⚡ AÇÃO

ESCREVA
ÚTIL PARA: redução da raiva.
TEMPO: 15 minutos.

Um pouco de autoconsciência pode ser de grande ajuda quando se está com raiva. A raiva muitas vezes incentiva uma ação ou reação rápida. Essa habilidade leva você a desacelerar e a considerar as consequências antes de agir.

Quando perceber que está com raiva, anote as respostas para estas instruções:

- Por que estou com raiva? Quais são meus pensamentos? O que sinto em meu corpo? O que eu quero fazer com essa emoção?
- Quais são as consequências de agir da maneira que desejo? O que aconteceria se eu agisse dessa maneira?
- Existem alternativas que eu possa tentar? (Escreva uma ou duas.)
- Quais são as consequências dessas ações alternativas? (Pense a respeito delas.)

Faça uma escolha com base em sua análise. Muitas vezes, a melhor escolha é aquela que é "boa o suficiente", mas não perfeita. Tudo bem; observe o que acontece quando você faz essa escolha. Aqui está um exemplo dessa habilidade:

Juan está furioso porque seu pai lhe disse que ele não poderia sair até terminar toda a lição de casa. Ele identifica a raiva como sua emoção central e reconhece o que está pensando: "Isso é muito injusto!". Seu rosto fica quente. Seus músculos ficam tensos.

Ele quer muito jogar videogame para irritar seu pai. Ele pensa nas consequências: se abrir mão da lição de casa, provavelmente terá mais problemas. Isso significaria ainda menos tempo com os amigos. Ele pensa nas alternativas: pode aguentar e fazer a tarefa ou pode tentar negociar um acordo. Se ele fizer toda a lição, poderá sair, mas talvez seja tarde para assistir a um filme com os amigos, e ele provavelmente ficaria bravo por "deixar seu pai vencer". Então ele pensa em negociar. Seu pai normalmente é razoável, talvez ele possa pedir para sair depois de terminar a parte de matemática, caso prometa fazer o restante quando voltar para casa. Ele decide a favor da segunda opção.

DICA:

Compare os momentos em que você usa essa habilidade em um momento de raiva com os momentos em que não o faz. Notou alguma diferença? Fazer o oposto de seu instinto costuma ser uma boa alternativa. Se a sua raiva o manda atacar e gritar, você pode amenizar o tom da sua voz, dar uma caminhada ou pedir desculpas. Tais ações podem ajudar a diminuir a tensão de uma situação em vez de piorá-la.

✧ ATENÇÃO PLENA

SEJA GENTIL CONSIGO

ÚTIL PARA: quando emoções desafiadoras desanimarem você.

TEMPO: 1 minuto por dia.

Emoções desafiadoras podem fazer você se lamentar sobre como se sente, trazendo ainda mais vergonha ou culpa. Isso acontece muito no caso da depressão, mas se aplica à ansiedade também.

1. Pense no que você diz a si mesmo quando enfrenta dificuldades. Você já disse que é péssimo na tarefa em questão? Ou que deve ser a única pessoa a ter problemas? Saiba que, se tiver feito isso, não é o único. Muitas vezes somos os nossos piores críticos.

2. Considere o que diria a um amigo passando por dificuldades. Você seria tão rigoroso assim com ele? O que você falaria para ele? Você o confortaria? Incentivaria?

3. Reserve um momento para dizer palavras gentis a si mesmo.

4. Pense em algo bom para fazer por si mesmo.

5. Dê um tempo para você. Se está tendo dificuldades com este exercício, em vez de se insultar, diga: "É difícil acertar na primeira vez. Estou aprendendo". Como todas as outras habilidades, ser gentil consigo exigirá dedicação e prática.

DICA:

Faça essa prática diariamente, enquanto se veste, por exemplo. Pode ser estranho no começo e, talvez, seja necessário tentar várias vezes antes de se sentir confortável.

EMOÇÕES

NEGATIVIDADE

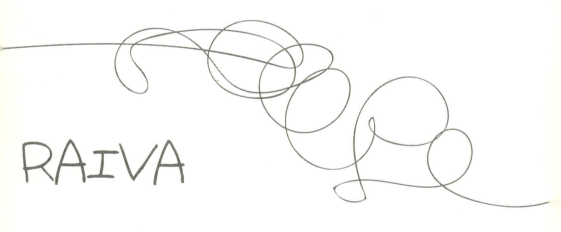

RAIVA

RELAXAMENTO

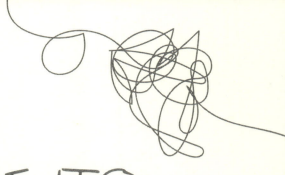

SOFRIMENTO

CRISES

CULPA

TRISTEZA

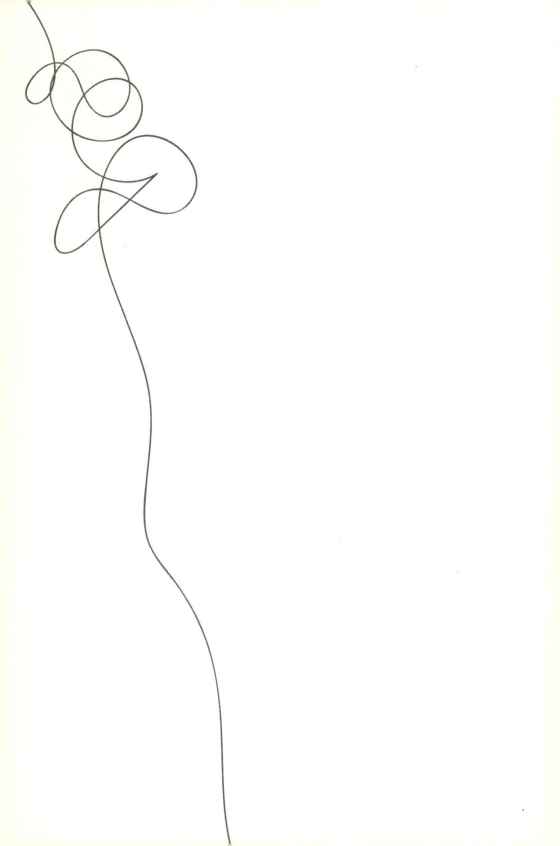

MUDE SEUS PENSAMENTOS 4

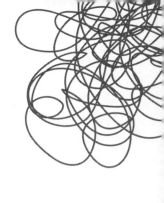

A ansiedade muda a maneira como você vê o mundo. O céu pode ser azul, mas se você estiver usando óculos coloridos, a cor será diferente da realidade. Seus pensamentos têm o mesmo efeito: eles tendem a filtrar a realidade e, às vezes, deixam-na distorcida por meio de emoções como ansiedade ou raiva.

Este capítulo ajudará você a reconhecer padrões comuns de pensamento que pioram a ansiedade. Depois de reconhecê-los, você pode aplicar estratégias para auxiliá-lo a pensar de forma mais saudável e equilibrada.

ACEITE SEUS PENSAMENTOS

Seu cérebro está cheio de ruídos. Reserve um minuto para prestar atenção aos pensamentos que passam por sua cabeça. Você pode tentar usar a habilidade "Pensamentos Realistas" (p. 121) como ponto de partida. O que você notou?

Os pensamentos podem ser positivos ("Ei, este é um ótimo exercício"), neutros ("Este livro é azul") ou negativos ("Nunca vou dominar essa técnica"). Os pensamentos que surgem instintivamente ou mesmo sem que você perceba são chamados de pensamentos automáticos. Quando os pensamentos automáticos são negativos, eles podem sugar você para um ciclo tóxico.

Se você cometer um erro e pensar: "Lá vou eu de novo bagunçando tudo", vai se sentir ainda pior, o que só aumentará seu pensamento negativo e criará um ciclo opressor e autoinfligido. É fácil ficar preso nos próprios pensamentos. Meu objetivo não é necessariamente mudar o que você pensa — é ajudar você a mudar seu relacionamento com esses pensamentos de modo que eles não assumam o controle e deixem-no mais ansioso.

MENTE GRUDENTA

Imagine o seguinte cenário: você vê um amigo andando na rua. Ele passa por você sem dizer "oi". Quais pensamentos tomam conta da sua mente? Aqui estão algumas possibilidades:

"Poxa vida! Por que ele está me ignorando?"

"Acho que não sou legal o suficiente para ele notar minha presença."

"Bem, acho que ele não me viu."

O que você pensa irá desempenhar um papel de destaque no modo como vai se sentir. Se o seu pensamento automático for "Poxa vida!", provavelmente vai se sentir irritado. Se for "Acho que não sou legal", você poderá se sentir triste ou constrangido. E se o seu pensamento automático for "Acho que ele não me viu", é possível que continuará caminhando sem se preocupar com a situação.

As pessoas tendem a se lembrar de pensamentos negativos mais do que neutros ou positivos. Pensamentos como "Meus sapatos são vermelhos" ou "A aula começa às 7h20" vêm e vão, mas pensamentos como "Nenhum dos meus amigos gosta de mim" têm muito mais poder. Eles fixam na mente. Quando um pensamento o deixa ansioso, você o percebe com maior intensidade e tenta desfazê-lo. E, quando tenta desfazê-lo, ele fica ainda mais preso.

Faça esta pequena experiência: no próximo minuto, pense em qualquer assunto, exceto em um elefante rosa dançante. Qualquer assunto. Provavelmente, antes de ler essa frase, você não estava pensando em elefantes. Mas, agora, provavelmente há em sua cabeça um monte de elefantes cor-de-rosa dançando.

Tudo o que você precisa fazer é mencionar algo estranho para que ele "grude", e tentar "descolar" só faz com que fixe ainda mais na mente. Lembre-se de que as emoções negativas são como areia movediça — quanto mais você se move, mais fundo e mais rápido afunda. Quanto mais tenta lutar contra esses pensamentos, mais eles ficam presos e mais poder obtêm. Então, como mudar os pensamentos grudentos? O primeiro passo é perceber os truques que nossa mente costuma nos aplicar.

ARMADILHAS DE PENSAMENTO

Seu cérebro foi projetado para pegar atalhos. Isso é normal e saudável — é o que torna os humanos notáveis pensadores e inventores. Mas também significa que sua mente às vezes conectará duas coisas que não estão relacionadas ou verá as circunstâncias de uma maneira pouco útil. Esses padrões negativos de pensamento podem deixá-lo mais angustiado, portanto ser capaz de identificá-los é um passo importante em direção a um pensamento mais positivo. Aqui está uma lista dos mais comuns tipos de erro de pensamento, ou "armadilhas de pensamento", que contribuem para a propagação de emoções negativas. Ao lê-los, tente observar com quais você mais se identifica.

TUDO OU NADA

Esse tipo de pensamento significa que você tende a ver tudo em extremos, ignorando qualquer coisa no meio. Se não fizer algo à perfeição, pode se ver como um fracasso completo. Por exemplo, você pode pensar: "Não acredito que tirei nota 9 naquela prova. Sou um fracassado, nunca vou entrar na faculdade.", ou "Credo, estou me sentindo triste de novo hoje... Nunca vou ser feliz". A verdade normalmente está em algum lugar intermediário. Um 9 na prova ainda é uma boa nota e provavelmente não causará impacto na sua admissão na faculdade. E é normal se sentir triste às vezes; as emoções negativas vão e vêm, e você se sentirá feliz novamente.

CONCLUSÕES PRECIPITADAS

Essa armadilha de pensamento envolve a formação de uma interpretação negativa de uma situação sem evidências para apoiar a sua conclusão. Essa forma de pensamento aparece de duas maneiras principais:

• **Leitura da mente:** quando você faz suposições sobre pensamentos ou motivações de outras pessoas, especialmente relacionadas à forma como elas tratam você. Por exemplo: "Meu irmão quis me machucar ao fechar a porta."

• **Previsão do futuro:** prever situações ruins antes de um acontecimento. Por exemplo: "Irei muito mal nesse teste de elenco."

Em vez disso, a realidade apresenta mais possibilidades. Pode ser verdade que seu irmão pretendia machucar você, mas uma visão alternativa pode ser que ele não o viu, ocasionando um acidente. E, sim, há uma chance de você não passar no teste, mas você terá muito mais oportunidade de ir bem se for uma pessoa dedicada e der o seu melhor

CATASTROFIZANDO

Esse caso envolve pegar um detalhe ou evento desagradável e fazer com que as contingências fiquem fora de proporção, vendo-o como um padrão. Por exemplo: "Meus amigos nunca me incluem", quando você é excluído uma vez, ou "Sempre perco tudo", quando você perde um objeto. Coisas ruins acontecem, mas pensar em extremos faz você se sentir pior.

Uma forma diferente de analisar as situações é que, embora não tenha sido chamado pelos seus amigos, na maioria das vezes você é incluído por eles, e perder objetos de vez em quando é algo normal.

RACIOCÍNIO EMOCIONAL

É quando você toma sua própria reação emocional como evidência ao acreditar que, por se sentir de certa maneira, o que está pensando deve ser verdade.

Mediante essa lógica, se você está se sentindo ansioso no dentista, então o dentista deve ser perigoso. Ou se está com raiva, isso deve significar que seu amigo definitivamente tratou você de maneira injusta. Fico ansiosa com minha médica o tempo todo (odeio injeções), mas isso não quer dizer que ela é uma pessoa assustadora. Na verdade, ela é uma mulher muito legal que está fazendo o seu melhor para me manter saudável; então, faço o meu melhor para separar a emoção dos fatos.

PENSAMENTO SABOTADOR

Mesmo fazendo algo de que se orgulhe, você sempre encontra uma maneira de distorcê-lo para que não seja contabilizado. Isso também é chamado de "descontar o positivo".

Você pode dizer a si mesmo que, embora tenha tirado a nota máxima numa prova, ela estava fácil, então qualquer um poderia ter se saído bem. Essa conversa interna negativa só fará você sentir que nunca é bom o suficiente. Além disso, esse pensamento está errado: seu bom trabalho deve ser reconhecido. Semelhante a isso há outro erro, que é chamado "ampliação". Quando você olha através de binóculos, vê apenas um detalhe de uma foto. Com esse pensamento sabotador, você "amplia" as partes negativas em vez de ver todo o contexto. Você pode pensar: "Todo esse projeto de arte é um fracasso" ao receber um feedback crítico sobre uma parte dele, ainda que receba feedback positivo sobre todo o restante. É normal não gostar de críticas, mas você não se sentiria melhor se encontrasse uma maneira de diminuir o zoom para ver o feedback positivo também?

PENSAMENTOS IDEALISTAS

Palavras como "deveria", "tem que" ou "precisa" tendem a fazer você se sentir mal consigo mesmo ou zangado com os outros. Essas afirmações muitas vezes se tornam regras rígidas que provocam mais angústia do que você imagina.

Se você pensa consigo: "Eu deveria ter praticado mais para aquela apresentação", você está se culpando pelos erros do passado em vez de viver o presente. Se você pensa: "Minha amiga não deveria ter dito isso para mim", você se sentirá zangado e ressentido com uma situação que provavelmente não conseguiria controlar naquele momento. A alternativa aos "deveriam" é reconhecer que as coisas nem sempre acontecem do seu jeito. Então, sim, teria sido bom se sua amiga tivesse sido mais sensível com você, mas ainda são amigos e podem superar isso conversando.

COMO SE DESPRENDER

Você reconhece algum desses padrões de pensamentos negativos em si mesmo? Quais causam problemas ou angústia? Agora que entende mais sobre a relação entre pensamentos grudentos e emoções difíceis, você está pronto para a etapa seguinte. As técnicas das próximas páginas ajudarão você a mudar seu relacionamento com emoções e pensamentos negativos ao:

• Reconhecer que você não é seus pensamentos.

• Desafiar as ideias automáticas, reconhecendo seus pensamentos negativos e desenvolvendo maneiras mais saudáveis
de analisar e encarar situações difíceis.

Mudar pensamentos pode ser difícil. Você provavelmente já
caiu em armadilhas por um tempo, e no início pode ser desafiador
reconhecê-las. Com a prática, no entanto, é possível criar um novo
padrão. Aqui está um exemplo:

Marina sempre ficava ansiosa quando saía com amigos da
escola. As preocupações de Marina eram as de que ninguém gostasse
dela e de que as meninas de sua classe eram "descoladas demais".
Quando saíam, ela nunca discordava das outras garotas por medo
de que não quisessem chamá-la para sair novamente. Dessa forma,
Marina evitava dar sua opinião para evitar rejeição.

Durante uma sessão de terapia, nos concentramos em reconhecer suas armadilhas de pensamento: muitas vezes, ela se envolvia
em pensamentos do tipo tudo ou nada, ampliando interações
negativas e ignorando aquelas que eram positivas.

Nós trabalhamos juntas para descobrir se suas amigas realmente não gostavam dela. Marina reconheceu que as pessoas
falavam com ela na escola e até mesmo mandavam mensagem com
o intuito de combinarem de sair. Mesmo quando ela brigava com
as outras meninas, elas pareciam voltar a tratá-la normalmente no
dia seguinte. Então, desenvolvemos mecanismos de afirmação que
Marina poderia dizer a si mesma sempre que notava o surgimento
de pensamentos ansiosos.

Em vez de se deixar levar pelos pensamentos automáticos sobre
não ser querida, Marina começou a pensar: "Tenho amigas — até
mesmo se eu brigar com elas de vez em quando". Sempre que ela
notava um pensamento particularmente insistente e negativo, usava

a atenção plena e a aceitação para reconhecer que seus pensamentos eram apenas pensamentos e não a verdade absoluta.

EXERCITE PENSAMENTOS SAUDÁVEIS

Pensamento saudável não é a mesma coisa que pensamento positivo. Experiências negativas acontecem — ficar doente, perder as chaves de casa, brigar com amigos — e emoções e pensamentos negativos fazem parte de tais experiências.

O pensamento saudável não significa ter uma abordagem positiva irreal para tudo; significa captar o contexto mais amplo, tanto aquilo que é bom quanto o que é ruim. Por exemplo, quando se pensa: "Dirigir é difícil e vou precisar praticar bastante até conseguir" é muito diferente de quando se pensa: "Dirigir é impossível, nunca vou aprender a fazer baliza; meus pais vão me levar para sempre a outros lugares." O primeiro pensamento não é positivo, e sim uma visão realista da situação.

O primeiro passo rumo ao pensamento saudável é a consciência de seus pensamentos automáticos, que você irá conferir no exercício "Analisando seus pensamentos", na página seguinte. Você aprenderá a identificar seus julgamentos, rotular suas armadilhas e pesar as evidências para descobrir se seus conceitos estão corretos. A partir daí, você conhecerá outras habilidades que o ajudarão a lidar com pensamentos grudentos e conversas internas negativas, bem como enfrentar situações desafiadoras.

⚡ AÇÃO

ANALISE SEUS PENSAMENTOS

ÚTIL PARA: pensamentos distorcidos que o deixam ansioso.
TEMPO: uma vez por dia, ou toda vez que você sentir ansiedade.
MATERIAIS: um caderno ou diário.

Se você pode nomear seus pensamentos, também é capaz de identificar as armadilhas do pensamento e usar habilidades para reduzir a ansiedade. Seu objetivo é separar esses pensamentos ansiosos de suas emoções e seus comportamentos. Essa habilidade se baseia no "Observe seus pensamentos, sentimentos e comportamentos" (p. 36), mergulhando mais profundamente em seus pensamentos.

ETAPA 1: IDENTIFIQUE SEUS PENSAMENTOS

Pegue uma página em branco do seu caderno. Divida em três colunas, deixando um espaço extra no topo da folha, acima das colunas (consulte a página 116). Essa habilidade possui três partes — a inicial usará apenas a primeira coluna.

Agora, pense sobre uma emoção difícil que você está experimentando ou que experimentou. No espaço acima das colunas, escreva a emoção. Logo abaixo, descreva a situação. Escreva algumas linhas sobre o que aconteceu, usando as seguintes questões como guias:

a. Quais são os fatos? Quem estava lá e o que ocorreu?
b. Se eu tirasse uma foto da situação, o que veria? As imagens não mentem, então esta pode ser uma boa maneira de separar o que você sentiu do que aconteceu.
c. Que emoções eu senti naquela situação?

Vá para a primeira coluna e rotule-a de "Meus pensamentos". É aqui que você escreve os pensamentos que circulam pela sua cabeça durante a situação. Pergunte a si mesmo: "Se eu estivesse em uma história em quadrinhos e houvesse um balão de pensamento acima da minha cabeça, o que estaria escrito nele?". Anote a resposta.

ETAPA 2: CATALOGUE

O próximo passo para o pensamento saudável é identificar qualquer armadilha de pensamento. Pergunte-se: "Estou caindo em uma armadilha do pensamento aqui? Meus pensamentos se encaixam em qualquer uma dessas categorias?". Provavelmente, se você estiver se sentindo mal, há algum tipo de armadilha do pensamento presente.

Identifique a segunda coluna como "Armadilha do pensamento" e anote quaisquer armadilhas que você reconheça. Não se preocupe em se certificar de que listou a armadilha de pensamento "certa". Muitos pensamentos podem caber em mais de uma armadilha. O importante é abordar os seus pensamentos com um olhar atento.

ETAPA 3: EXAMINE AS EVIDÊNCIAS

Essa etapa irá ajudar você a avaliar seus pensamentos e determinar se eles são realmente verdadeiros. Pegue o seu pensamento e trate-o como um cientista faria. Identifique a terceira coluna como "Evidências" e preencha-a com as respostas para as perguntas abaixo. Em seguida, identifique um pensamento alternativo com base em suas evidências.

a. Que prova eu tenho de que este pensamento é verdadeiro?
b. Existe evidência de que este pensamento pode não ser verdade? O que é? Tente listar tantas evidências quanto possível.
c. Qual é a probabilidade de que a coisa de que tenho medo se realize?

DICA:

Esteja ciente de que às vezes uma situação é realmente negativa. Ao enfrentar essas condições, você pode se concentrar na aceitação e nos mecanismos para lidar com ela. Você é mais resistente do que imagina e está apto a enfrentá-la muito mais do que pensa.

116 / AÇÃO

EXEMPLO:

Emoção: preocupação
Situação: entrei em casa e estava tudo muito quieto. Não ouvi minha mãe nem meu cachorro.

MEUS PENSAMENTOS	ARMADILHA DE PENSAMENTO	EVIDÊNCIAS	
Algo ruim aconteceu com a minha mãe. Talvez ela tenha sido sequestrada enquanto eu estava na escola.	Conclusões precipitadas; catastrofizar.	Evidências a favor de "algo ruim aconteceu com a minha mãe": Ela normalmente está por perto quando chego em casa. Ela sempre me manda mensagem quando se atrasa.	Evidências contra de "algo ruim aconteceu com a minha mãe": Não conheço ninguém que tenha sido sequestrado. Às vezes ela se atrasa e não tem tempo de me avisar. Ela pode estar no quintal ou levando o cachorro para passear, e é por isso que não a ouço.

⚡ AÇÃO

MECANISMOS DE AFIRMAÇÃO

ÚTIL PARA: desenvolver o pensamento saudável.

TEMPO: uma vez por dia, mas pode ser feito sempre que você sentir ansiedade.

MATERIAIS: caderno ou diário.

Você já identificou seus pensamentos, catalogou armadilhas e analisou as evidências para descobrir se seus pensamentos estão corretos. Agora, é hora de reunir tudo e encontrar maneiras de lidar com situações desafiadoras. Uma ferramenta poderosa para manter em sua caixa de ferramentas são os "mecanismos de afirmação" — frases que você pode dizer a si mesmo quando pensamentos automáticos aparecem. Ao se concentrar em lidar com a situação, sua preocupação perde um pouco de poder. Use essa técnica para terminar o gráfico das "habilidades de pensamento" que você começou anteriormente.

1. Usando a prova que você encontrou na "Etapa 3: Examine as evidências" (p.114), pergunte-se:

a) Existe alguma outra maneira de enxergar a situação com base nas evidências que tenho?

b) Meu pensamento inicial é a única possibilidade aqui?

c) Se eu pensasse sobre a situação de maneira diferente, ficaria menos ansioso?

d) Se esta mesma situação acontecesse com um amigo, o que eu diria a ele?

e) Se a situação que temo realmente acontecer, eu poderia lidar com isso?

2. Com base em suas respostas, crie uma declaração simples que responde aos pensamentos automáticos, ajustando a situação de um modo mais realista e útil. Este é o seu mecanismo de afirmação. No exemplo anterior, seu mecanismo de afirmação pode ser: "É muito, muito improvável que ela tenha sido sequestrada. Ela provavelmente está em um lugar onde não consigo ouvi-la".

DICA:

Mecanismos de afirmação nem sempre parecem verdadeiros quando você começa a usá-los. Pense em quantas vezes você teve pensamentos automáticos — dezenas, centenas, talvez milhares. Todos os pensamentos automáticos, mesmo os doentios , são como tênis usados. Eles simplesmente "cabem". Novos pensamentos são como um novo par de sapatos. Você precisa amaciá-los até ficarem confortáveis. Portanto, mantenha o mecanismo de afirmação por pelo menos uma semana ou duas antes de tomar quaisquer decisões sobre se funciona ou não para você.

⚡ AÇÃO

HORA DE SE PREOCUPAR

ÚTIL PARA: limitar seus pensamentos de preocupação.

TEMPO: 10 minutos por dia.

MATERIAIS: caderno ou diário.

Pensamentos ansiosos tentam dominar todas as suas reflexões. Às vezes, pode parecer que no minuto em que você vence um pensamento de preocupação há outro esperando bem atrás dele.

A estratégia proposta se concentra em adiar preocupações ao marcar um horário em que possa se importar com tudo o que você quer. Aplicando esse exercício, é possível diminuir sua ansiedade em geral e ajudá-lo a recuperar o controle sobre a sua vida.

1. Escolha um período de 10 minutos que será a sua "hora de se preocupar".

2. Quando uma preocupação surgir ao longo do dia, fora da sua hora de se preocupar, anote brevemente o problema ou situação e quaisquer gatilhos que você perceba. Já que não é sua hora oficial de se preocupar, concentre toda a atenção no que está fazendo no momento.

3. Quando chegar a hora de se preocupar, pegue sua lista e vá em frente. Pense nas suas preocupações o máximo que puder. Mas lembre-se de que este não é um momento para identificar soluções. Se ficar entediado, observe esse sentimento — e note se isso surpreender você.

4. Se ainda tiver as mesmas preocupações depois da sua hora de se preocupar, apenas escreva e pense a respeito durante a sua próxima "hora de se preocupar", no dia seguinte.

120 / AÇÃO

DICA:

Não é uma boa ideia agendar uma hora para se preo-cupar perto do seu horário de dormir, uma vez que a ansiedade pode impedi-lo de ter uma boa noite de sono. Encontre um momento durante o dia. Se acha que precisa de mais tempo para se concentrar em suas preocupações, você pode tentar definir dois períodos diários para isso — por exemplo, um de manhã e outro à tarde, ou você pode estender seu período para cerca de 20 minutos.

⚡ AÇÃO

PENSAMENTOS REALISTAS

ÚTIL PARA: fazer uma avaliação da realidade de seus pensamentos de preocupação.

TEMPO: conforme necessário.

MATERIAIS: caderno ou diário.

Pode ser difícil julgar seus pensamentos ansiosos pelo o que são. Todos temos uma voz negativa dentro de nossa cabeça que, às vezes, nos puxa para baixo ou nos diz que as situações são mais perigosas do que realmente são. Esse exercício se concentra em identificar alternativas realistas para os seus pensamentos ansiosos. O pensamento realista é o pensamento saudável, porque olha para o contexto mais amplo em vez de olhar apenas para a versão distorcida que a sua ansiedade pinta acerca de uma situação.

1. Depois de identificar seus pensamentos e rotular qualquer armadilha de pensamento, avalie suas evidências e chegue a algumas conclusões:

- Confundi um fato com uma opinião?
- Tenho cem por cento de certeza de que meu pensamento é verdadeiro?
- Estou confundindo algo possível com algo que vai acontecer com certeza?

2. Caso não tenha certeza sobre essas respostas, aqui estão algumas outras estratégias para você verificar a realidade por conta própria:

- Faça pesquisas com seus amigos sobre o que eles fariam ou pensariam em seu lugar.

- Procure on-line. Não é algo que sugiro com frequência, mas se quiser determinar quão realistas suas preocupações são, você pode pesquisar no Google qual é a probabilidade de ser mordido por um tubarão ou atingido por um raio. (Spoiler: você está muito mais propenso a se machucar com quase qualquer coisa do que a levar uma mordida de tubarão!)
- Crie uma lista de afirmações que você possa dizer a si mesmo quando essa preocupação surgir. Escreva um pensamento mais realista embasado nas evidências e nos fatos que você descobriu. Esse deve ser um ponto de referência do tipo "verificação da realidade" do seu medo. Por exemplo, inclua estatísticas sobre mordidas de tubarão.

✧ ATENÇÃO PLENA

CANTE SEUS PENSAMENTOS

ÚTIL PARA: tirar o poder dos pensamentos ansiosos.

TEMPO: 2 minutos.

Você pode ser atingido por um pensamento particularmente intenso e grudento que não consiga afastar ou que não dê para analisar a realidade. Esse crítico interno pode estar constantemente repreendendo você com pensamentos do tipo: "Você é incapaz" ou "Ninguém quer ser seu amigo". Essa prática pode ajudá-lo a tratar os seus pensamentos como o que são — muitas vezes, pensamentos sem sentido.

1. Identifique seu pensamento grudento.

2. Cante-o em uma melodia familiar como *Ciranda cirandinha* ou *Parabéns para você.* Em vez de cantar, você também pode tentar dizer seus pensamentos com uma voz de desenho animado.

3. Observe se a repetição contínua do pensamento feita destas formas diferentes ajuda a fazer com que ele não controle sua mente.

✧ ATENÇÃO PLENA

SEJA SEU PRÓPRIO AMIGO

ÚTIL PARA: encontrar compaixão por si mesmo.

TEMPO: 5 minutos por dia.

MATERIAIS: caderno ou diário.

Toda aquela conversa interna negativa pode exercer impacto na sua autoestima e no seu bem-estar como um todo. Você provavelmente não falaria com um amigo da mesma maneira que costuma falar consigo. Esse exercício foi elaborado para ajudar você a praticar a autocompaixão ao colocar outra pessoa no seu lugar. Em seu caderno, escreva as respostas para as seguintes instruções:

1. Pense em uma época em que um amigo próximo estava enfrentando dificuldades.

Como você apoiaria esse amigo?

O que você faria por ele?

O que você diria e que tom usaria?

2. Agora pense em você e em suas próprias lutas. Pode ser em relação à ansiedade ou a qualquer outra coisa. Como você tratou a si mesmo? Quais pensamentos ou julgamentos passaram por sua cabeça? O que você disse a si mesma, e que tom usou?

3. Observe as diferenças entre as duas respostas. Quão diferentes são as suas respostas às dificuldades dos seus amigos com relação às suas?

4. Pense em como seus pensamentos, sentimentos e comportamentos podem mudar se você responder às próprias dificuldades da mesma forma como você responderia a um amigo – até mesmo apenas mudando o tom de sua conversa interna. Da próxima vez

que você notar que está sendo cruel consigo enquanto enfrenta dificuldades, tente falar e agir do jeito que você faria com alguém com quem você se importa profundamente.

> DICA:
>
> Não se surpreenda se esse exercício parecer estranho. Quando foi a última vez em que você praticou um pouco de autocompaixão? Faça-o todo dia por uma semana e veja o que acontece.

✧ ATENÇÃO PLENA

PENSAMENTOS FLUIDOS COMO UM RIO

ÚTIL PARA: distanciar-se de seus pensamentos ansiosos.

TEMPO: 5 minutos.

Você não se resume aos seus pensamentos. Às vezes, quando um conceito é particularmente grudento, pode parecer mais difícil analisar a realidade de uma situação.

As práticas de atenção plena podem ajudá-lo a permanecer no momento presente e, então, você pode separar-se de seus pensamentos em vez de ser capturado por eles.

1. Feche os olhos e respire fundo algumas vezes. Concentre sua atenção na respiração.

2. Imagine um rio fluindo e movendo-se à sua frente.

3. Observe como a água carrega tudo em seu caminho rio abaixo. Existem seixos, folhas, sujeira e galhos, todos sendo levados pela correnteza. Observe como algumas das folhas se movem com rapidez enquanto outras ficam presas às pedras. Uma hora, porém, o rio carrega todos eles embora.

4. Imagine que o rio é a sua mente, e aqueles galhos, folhas e destroços são seus pensamentos. Conforme você observa o seu rio, preste atenção aos seus pensamentos serem levados embora. Observe que, como as folhas, determinados pensamentos ficam presos — é normal. Mas, também, como aquelas folhas no rio, seus pensamentos eventualmente vão embora. Certos pensamentos são mais desconfortáveis do que outros. Apenas observe-os, sem julgamento, e verá que mesmo os pensamentos mais difíceis vão embora com o tempo.

DICA:

Sempre que perceber que está sendo dominado por pensamentos ansiosos, você pode retornar a esse rio ou a qualquer outro exercício de atenção plena contido neste livro, visando ajudar você a se distanciar de seus pensamentos. Lembre-se de que a prática é fundamental. Quanto mais você tenta, melhor se desvencilhará desses pensamentos insistentes.

⚡ AÇÃO

VALENTÃO EM UM PARQUE DE DIVERSÕES
ÚTIL PARA: afastar-se de seus pensamentos ansiosos.
TEMPO: 5 minutos.

Quando está preso a crenças fortes e negativas, aquela voz crítica que faz você se sentir mal consigo mesmo vem com tudo. Ao reconhecer sua ansiedade como um valentão, você pode mudar seu relacionamento com seus pensamentos e começar a agir de maneira diferente.

1. Feche os olhos e imagine que sua ansiedade é um valentão. Os valentões obtêm poder ao engajar reações em suas vítimas. Se um valentão diz "Você é horrível" e você responde "Não, não sou", então o valentão venceu. Ele tem o poder porque sabe que deu um bom soco na sua autoestima.

Em vez disso, responda de modo a não reagir da maneira que ele esperava. Se um valentão disser "Você é horrível" e você responder "Você está certo — eu não penteei meu cabelo esta manhã", então o valentão irá murchar. Dado que o poder dele vem de sua resposta, seu trabalho é ignorar os insultos até que ele siga em frente.

2. Em vez de seguir seus pensamentos e desejos ansiosos, tente não engajar e não permitir que eles se façam presentes. Se a sua ansiedade lhe diz "Ei, você pode ter um ataque de pânico na aula de matemática", tente responder "Acho que é uma possibilidade".

3. Saiba que sua ansiedade pode piorar antes de melhorar. Ela faz um último esforço para chamar sua atenção quando está sendo ignorada. Às vezes, trava uma luta bem no final, contudo, se você seguir em frente, notará que ela começará a retroceder.

AÇÃO · 129

DICA:

Dê um nome ao seu valentão para ajudar a reconhecê-lo quando ele aparecer em sua mente. Ao fazer isso, você ficará mais ciente de quando sua ansiedade está tentando fazer você pensar ou responder de uma maneira inútil, e saberá que é hora de praticar a não reação.

PADRÕES

NEUTROS

ARMADILHAS

PENSAMENTOS

POSITIVOS

NEGATIVOS

COMPAIXÃO

ERROS

DESAFIAR

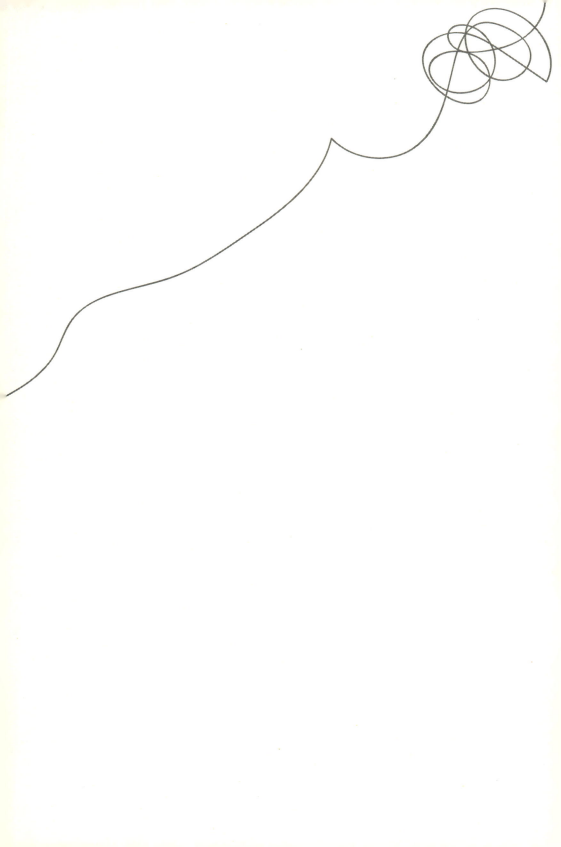

DESAFIE SEUS COMPORTAMENTOS 5

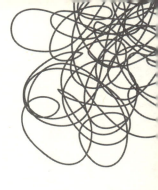

Não é porque lhe ocorre um pensamento que você tem de agir de acordo com ele. Experimente o seguinte: pense consigo mesmo "não tenho capacidade de ler este livro". Essa frase faz seu cérebro se desligar magicamente e impede você de continuar a leitura? Provavelmente não, você ainda está lendo e está se saindo muito bem. Suas ações são separadas dos seus pensamentos e emoções, então você pode escolher agir de uma maneira que não corresponde automaticamente ao que está pensando.

Este capítulo se concentrará em identificar comportamentos que são capazes de ajudar a aliviar sua ansiedade e acabar com comportamentos que atrapalham seu caminho.

FUGA E EVITAÇÃO

A ansiedade leva você a escapar ou a evitar uma situação. É simples assim. Se sua casa estiver pegando fogo, você vai querer fugir dali o mais rápido que puder. Se pedirem a você que apresente um seminário, também vai querer fugir. É a mesma resposta automática, mas fugir do fogo o ajuda a sobreviver, enquanto fugir da sala de aula não favorece muito. Reduzir a evitação dos problemas é um objetivo importante na TCC, porque evitar, na verdade, só piora a ansiedade. Aqui está um exemplo:

> Marta tem medo de aranhas. Ela acha que podem ser venenosas e se assusta com todas as suas pernas. A cada vez que vê uma aranha, o corpo de Marta fica tenso e sua respiração acelera. Ela corre gritando para fora do ambiente, recusando-se a voltar até que outras pessoas a assegurem de que a aranha está morta. Seu medo é tão intenso que ela decide não ir ao acampamento com os amigos. Ela adora acampar e sabe que vai perder muita diversão, mas o risco de estar perto de aranhas simplesmente não vale a pena na opinião dela.

O comportamento de Marta de sair correndo do ambiente (sua resposta de fuga) parece uma boa ideia no começo — Marta evita a aranha, que é o que ela deseja. É provavelmente por isso que da próxima vez que ela vir outra, repetirá a ação e fugirá novamente. Funcionará mais uma vez, mas esse padrão de comportamento acaba gerando um efeito negativo, pois apenas confirma sua crença de que as aranhas são perigosas e assustadoras, e que ela não aguenta ficar em uma sala na presença delas. Quanto mais Marta foge, mais pensa que precisa fugir para lidar com a ansiedade. Ela confia tanto em sua resposta de fuga que é incapaz de lidar com isso sozinha, o que a faz mudar todos os seus planos de verão.

POR QUE BUSCAR A SEGURANÇA NEM SEMPRE É BOM

Você está com medo. Então liga para seus pais para se sentir melhor. Sistema perfeito, certo? Não exatamente. Ligar para alguém em busca de segurança pode ser bom, mas a ansiedade tem efeito rebote. Caso ligue para eles para ficar calmo, sempre terá que fazer isso. E se eles não puderem atender ou se você estiver no meio de algo importante? A ansiedade não é perigosa de fato, mas, ao agir de acordo com isso, você está confirmando que é. Comportamentos de segurança são aqueles que acalmam sua ansiedade quando, na verdade, não fazem nada.

Aqui estão outros comportamentos que passam a ideia de que você pode se sentir melhor se os fizer:

- **Verificar:** certificar-se de que o fogão está desligado, confirmar as saídas de um local "só por garantia" ou reler um e-mail mais do que o necessário.
- **Reafirmação, revisão e distração mentais:** são truques ativados para se sentir melhor, mas que reforçam que você não pode lidar com sua ansiedade sem eles.
- **Objetos de segurança:** carregar itens específicos como um medicamento de que você não precisa de verdade, comida, números de telefone ou até mesmo a necessidade de outra pessoa para acompanhá-la.

As técnicas de evitação criam a ilusão de amenizar a ansiedade — é por isso que você continua usando-as. Mas o objetivo final é enfrentar, não evitar. E essas técnicas apenas alimentam a ansiedade em longo prazo!

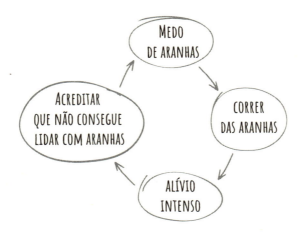

Marta mostra um comportamento familiar para muitas pessoas com ansiedade: uma determinada atitude o faz sentir-se bem no momento, mas piora sua ansiedade ao longo do tempo, porque você nunca aprende a conviver com o medo.

COM O QUE A EVITAÇÃO SE PARECE?

A fuga é uma manifestação óbvia de evitação, mas pode assumir muitas formas. Você pode tentar evitar um objeto real e externo no mundo ou uma sensação física em seu corpo. Você pode até tentar evitar os próprios pensamentos por meio da distração ou de outros processos mentais. Aqui está um exemplo de maneiras sutis de como a evitação pode aparecer:

> Malcolm tem medo da morte e de morrer. Quando o assunto surge, ele tenta mudar o foco da conversa. Quando está em um papo relacionado a doenças, ele pensa em outras coisas. Se ouvir sobre um amigo doente, fará uma lista de verificação mental de maneiras para saber se ele está saudável e ligará para seus pais no trabalho para que eles digam que está bem. Às vezes, Malcolm até exige que o levem ao médico para "provar" que ele não está doente.

Apesar de Malcolm permanecer em conversas sobre seu medo, ele está trabalhando muito para evitar a ansiedade, que também causa sensações físicas, como dores de cabeça e de estômago. Embora eu não conheça alguém que goste de se sentir fisicamente desconfortável, se você estiver fora de contato com seu corpo, pode nem perceber que tem evitado situações que o fazem sentir sintomas físicos específicos. Se estiver ignorando esta informação valiosa, pode causar mais desconforto a si mesmo.

Provavelmente houve situações em que você sabia que não fazia sentido evitar algo que não era realmente perigoso, mas o fez mesmo assim. A ansiedade engana você, falando que enfrentar o medo não vale o risco. Coisas ruins vão acontecer, e você não gosta de coisas ruins, não é? Portanto, você evita só por garantia. Parece uma boa ideia, até a próxima vez, quando você irá evitar novamente, só por garantia. Todos aqueles "casos improvisados" se somam e atrapalham sua vida.

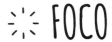 # FOCO

SEU PERFIL DE EVITAÇÃO

Todo mundo tem seu próprio perfil de evitação, e entender do que você foge e quando toma essa atitude pode ajudá-lo a desenvolver as ferramentas para gerenciar melhor a ansiedade. Reserve algum tempo para considerar as seguintes questões e escreva suas reflexões, se desejar.

- Você evita algum lugar ou objeto específico? Pode ser uma escola ou um restaurante. Também pode ser altura ou espaços fechados, agulhas e sangue, alimentos específicos, animais, ou mesmo evita estar sozinho.
- Você foge de qualquer coisa que cause sensações físicas específicas em seu corpo? Por exemplo, você evita beber cafeína porque ela deixa você nervoso, passeios em parques de diversões porque pode ficar com náuseas ou lugares onde pode sentir muito calor ou frio?
- Você evita pensar em coisas específicas porque o deixam desconfortável? Isso pode incluir lembranças ou evitar se sentir desconfortavelmente triste.
- Você pede a outras pessoas a garantia de que as coisas estão ou ficarão bem? Você confia nos outros para enfrentar as situações que teme? Isso pode incluir pais, professores ou amigos.
- Você faz qualquer coisa em sua cabeça para se obrigar a se sentir melhor quando está ansioso? Por exemplo:
  - Tenta se distrair das conversas que o deixam ansioso?
  - Garante a si mesmo que tudo ficará bem?
  - Repetidamente analisa os eventos em sua mente para certificar-se de que tudo correu bem?

- Trabalha com lista de verificação mental para convencer a si mesmo de que não há motivos para ficar ansioso?

• Você costuma verificar as coisas para se livrar da ansiedade? Podem ser coisas como fechaduras, fogão ou onde ficam as saídas de uma sala. Também pode ser verificar se de fato fez anotações específicas.

• Você sente necessidade de manter objetos consigo, só por garantia? Isso pode incluir itens como medicamentos que você não precisa ou sabonete antibacteriano.

Todas as perguntas apontam para padrões de evitação. Alguns são mais ativos, em que você realmente precisa fazer algo para evitar um sentimento ou uma situação. Outros padrões de evitação são mais passivos ou mentais — distrações e manobras de pensamento. Quanto mais você conhece a sua maneira de evitar, mais consegue combater esses padrões negativos.

ENFRENTE SEUS MEDOS

A ansiedade faz com que você evite situações importantes por causa do medo. A terapia de exposição é uma técnica projetada para ajudá-lo a confrontar seus receios por meio de uma série de etapas viáveis. Encarar seus medos pode ensinar que aquilo que você teme não é tão perigoso quanto parece e que você é capaz de enfrentar até as situações mais desagradáveis.

A exposição tem sido considerada a maneira mais eficaz de tratar uma variedade de problemas de ansiedade, especialmente fobias, transtorno obsessivo-compulsivo (TOC) e ataques de pânico. É também fundamental no tratamento de outros distúrbios, como ansiedade social, ansiedade de separação e ansiedade generalizada.

Expor-se é como entrar em uma piscina fria. Você tem duas opções: pode pular de uma vez ou pode começar aos poucos, abaixando seu corpo na água centímetro a centímetro, primeiro mergulhando o dedo do pé, depois o tornozelo e assim por diante. As duas formas vão fazer você se molhar. Ambas serão desconfortáveis (a piscina está fria!), mas então seu corpo se ajustará à temperatura e você se acostumará com isso. Não há um botão mágico para entrar na piscina e fazer com que a água seja mais quente. Você vai ter que sentir algum desconforto para nadar.

Usar a exposição significa desmembrar situações temidas e então encará-las para ver o que acontece. Às vezes, você pode fazer isso no mundo real. Se tem medo de altura, a exposição pode envolver sair em uma varanda no segundo andar por um tempo e monitorar seu medo, depois ir para a varanda do terceiro andar e, conforme se sentir confortável, avançar para andares cada vez mais altos.

Saiba que, quanto mais você faz algo, mais fácil fica. Na primeira vez em que você sair no segundo andar, sua ansiedade pode ser um 8 na escala de 0 a 10, mas na 65ª vez que você completar a mesma exposição, é provável que sua ansiedade esteja abaixo daquele 8.

Frequentemente, é mais fácil fazer isso apenas indo a lugares altos, mas às vezes você também pode usar sua imaginação para expor-se. Nessas situações (chamadas "exposições imaginárias"), você pode imaginar que está em um lugar alto em vez de realmente ir, o que pode ser útil se não tiver acesso a edifícios ou se estiver muito nervoso para começar com a exposição verdadeira.

É importante ressaltar que o medo não desaparece da noite para o dia. A exposição às vezes funciona muito rapidamente, mas também pode exigir várias sessões para ver seus resultados, e muitas vezes é um trabalho árduo. Tenha em mente que enfrentar algo que você tem evitado por um tempo é uma conquista por si só e um feito notável.

ESCADA DO MEDO

É bem mais fácil enfrentar os medos de modo crescente. É possível quebrar sua fobia usando algo chamado "escada do medo". Você pode usar as respostas do seu perfil de evitação no início deste capítulo para identificar onde uma escada do medo pode ajudá-lo a enfrentar os seus.

Se você está evitando coisas que deseja ou precisa fazer, essa é uma boa oportunidade para enfrentá-las. Pode ser aprender uma nova habilidade, falar com uma pessoa específica, levantar a mão durante a aula, fazer sua lição de casa ou, basicamente, qualquer outra coisa. Quanto mais específico você puder ser na identificação do medo, mais fácil será descobrir estratégias de exposição. Aqui está como funciona uma escada do medo:

1. **Pense no medo que você deseja superar.** Concentre-se em uma situação em que sua evitação teve um impacto negativo sobre sua vida. Deve ser algo específico. Por exemplo: "Quero dirigir um carro sozinho". Sua vida deve ser muito difícil se você sempre

precisa de alguém junto quando vai dirigir, então superar esse medo provavelmente tornaria sua vida mais fácil.

2. Defina uma meta específica. Seja muito claro sobre qual será esse objetivo. Por exemplo: "Dirigir sozinho até a casa de João e voltar". Ao definir sua meta, não pense apenas no que você deseja fazer, mas também em quando (na próxima semana? Mês?) em quantas vezes ou com que frequência deseja fazê-lo.

3. Divida sua meta em quatro ou mais etapas. Elas devem se desenvolver umas sobre as outras para levá-lo ao seu objetivo. Classifique cada etapa de 0 a 10, sendo 10 o provocador mais difícil de ansiedade e 0 não sendo causador de ansiedade em absoluto. A última etapa deve corresponder à meta específica que você definiu no começo.

4. Para o meu exemplo de direção, as etapas podem incluir:
- Sentar-se no banco do motorista com o carro ligado. (3/10)
- Sair da garagem e dar a volta no quarteirão sozinho. (6/10)
- Dirigir alguns quarteirões e voltar sozinha. (8/10)
- Dirigir sozinha até a casa de João. (10/10)

Tente ser realista sobre suas avaliações e pense nelas como relacionadas umas às outras. Se dirigir longas distâncias em um carro causa uma reação de nível 10, então dar somente ré de poucos metros provavelmente não terá esse mesmo peso de reação.

5. Experimente. A ansiedade durante a prática de exposição é normal, mas essa ansiedade não é perigosa. Comece com a atividade menos geradora de ansiedade de sua lista e veja o que acontece. Se parecer muito difícil, pense em outras etapas que possam ser mais fáceis. Se tiver sucesso, tenha orgulho de sua realização. Dê a si mesmo uma pequena recompensa antes de passar para a próxima etapa. Sinta-se orgulhoso por ter dado o primeiro passo para recuperar sua vida da ansiedade. A seguir, estão listados exemplos de escadas do medo em ação. Saiba que seus medos são exclusivamente seus, portanto essas hierarquias não são de um único tamanho. Estes são exemplos para mostrar como a classificação funciona.

MEDO: Fazer carinho ou se aproximar de cachorros.	
ATIVIDADE	CLASSIFICAÇÃO DOS MEDOS (0-10)
Fazer carinho em um cachorro grande sem coleira	10
Fazer carinho em um cachorro pequeno sem coleira	8
Fazer carinho em um cachorro pequeno na coleira	7
Passar por um parque com cachorros	6
Ver vídeos de cachorros grandes e de aparência agressiva	5
Assistir a um vídeo de cachorros pequenos	4
Ver um cachorro atrás de uma janela	3

MEDO: Falar em situações sociais.	
ATIVIDADE	Classificação dos medos (0-10)
Fazer uma apresentação para a classe	8
Fazer uma pergunta durante a aula	5
Cumprimentar alguém que não conheço no corredor	4
Pedir um lápis emprestado a um colega de escola que não conheço	6
Perguntar a um adulto onde é o banheiro	3

DICAS PARA O SUCESSO DA EXPOSIÇÃO

A melhor maneira de fazer a exposição é planejando-se. Uma boa exposição não é "apenas" enfrentar o seu medo; é decidir enfrentá-lo de maneira sistemática. Os exercícios de exposição devem funcionar como instruções de xampu: enxágue, ensaboe, repita. Você planeja um exercício, então o experimenta, conversa consigo mesmo e faça novamente. Para executá-lo bem, é importante saber que você pode ficar ansioso ao fazer um exercício de exposição. Tudo bem — seu corpo é projetado para esboçar uma reação de medo, e você está praticando para viver melhor sua vida. Aqui estão algumas dicas para potencializar seus exercícios de exposição:

• **Planejar de antemão.** Se o ato de se deparar com situações que lhe dão medo fizesse com que seus medos fossem embora, as pessoas não teriam medo de tantas coisas. Desenvolva um plano de exposição sólido referindo-se à escada do medo que você criou. Saiba o que vai fazer e por quanto tempo vai fazê-lo.

• **Assuma riscos, mas comece aos poucos.** A parte mais importante de fazer exposição é perseverar, então você não precisa começar com o item mais difícil da sua lista. Em vez disso, comece com algo que você está disposto a fazer, não importa o quê, mesmo se você pudesse fazer algo mais difícil. Se alguém me diz que tem medo do escuro, mas acha que poderia ficar em um quarto escuro por 10 minutos por noite, sugiro que comece com 5 minutos. Para começar com o pé direito, prefiro focar na consistência em vez de fazer algo difícil apenas uma vez.

• **Recompense a si mesmo.** A exposição pode ser um trabalho árduo. Escolha algo significativo que você pode fazer ou dar a si mesmo para se envolver no exercício escolhido. Pode ser um doce ou uma atividade. Lembre-se de se recompensar depois de tentar o exercício, não antes. Mesmo se você sentir que falhou, recompense a si mesmo por tentar. São as tentativas que vão fazer a diferença.

• **Mude.** Varie a hora e o local. Pesquisas mostram que a variação faz com que você aprenda ainda melhor. Experimente o exercício em casa, na escola, depois da aula — quanto mais imprevisível, melhor.

• **Anote.** Monitore sua ansiedade com anotações em um diário antes, durante e após o exercício. Dessa forma, você pode rastrear seu progresso ao longo do tempo.

• **Não há problema em ficar ansioso.** Enquanto você completa um exercício, permita-se sentir o medo se ele estiver lá e procure rastreá-lo usando o sistema de classificação. Enfrentar o medo irá ajudá-lo a reconhecer que é possível sentir receio sem grandes prejuízos.

⚡ AÇÃO

EXPOSIÇÃO

ÚTIL PARA: livrar-se de comportamentos ansiosos.

TEMPO: quatro vezes por semana. Escolha um novo exercício semanalmente.

MATERIAIS: caderno ou diário.

Pense nas exposições como experimentos: você está tentando determinar se aquilo de que tem medo é realmente verdade. Para chegar à resposta, você precisa identificar qual é o seu medo central. Pergunte a si mesmo: o que aconteceria se meu medo se concretizasse? Talvez você se machucasse, ficasse envergonhado ou falhasse em alguma coisa. Depois de identificar esse medo central, escreva para que você possa olhar para trás após a exposição e determinar se o medo se tornou realidade.

A exposição pode ser assustadora ou difícil, mas é importante seguir com ela. Se acabar escapando ou evitando um exercício de exposição, apenas "retome as rédeas" e tente outra vez. É perfeitamente normal sentir ansiedade durante a exposição — é, na verdade, um sinal de que você está fazendo certo.

1. Depois de definir uma meta específica, escolha uma atividade da escada do medo que você planeja praticar esta semana. Se você não tem uma escada do medo ainda, volte e faça uma.

2. Antes de fazer os exercícios de sua escada do medo, anote o seguinte:

- Quais medos você enfrentará com este primeiro degrau da escada? Quais comportamentos de segurança você abandonará?

- O que você mais teme neste exercício? Seja específico.
- Por quanto tempo consegue cumprir esta tarefa? Por exemplo, 10 minutos por dia durante uma semana.

3. Faça o exercício da escada do medo.
- A cada 5 minutos, avalie o grau de ansiedade que você está sentindo, em uma escala de 0 a 10.
- Além disso, preste atenção ao quanto você quer fugir ou evitar a situação.
- Descreva suas emoções para si enquanto vivencia a situação; por exemplo: "Estou com medo de… ". Seja específico.

4. Depois de concluir o exercício, pergunte-se:
- Como transcorreu? A coisa que você mais temia aconteceu?
- Você aprendeu alguma coisa com a experiência? Ficou surpreso com algum acontecimento?
- Há algo que você possa fazer para variar essa experiência na próxima vez? Lembre-se de que a variedade é boa, então mude a hora do dia, as pessoas com quem fala, o cachorro que você aborda ou qualquer coisa que possa imaginar.

5. Faça cada exercício de exposição pelo menos quatro vezes antes de passar para a próxima atividade. Quanto mais exposição, melhor, porque isso lhe dá mais oportunidade de aprender. Quanto mais você faz algo, mais fácil e/ou mais recompensador se torna, portanto fazer cada passo uma só vez não é suficiente. Quanto mais, melhor.

> **DICA:**
>
> Se você se sentir ansioso demais para dar um passo, pode voltar à escada do medo e escolher um degrau que se classifique mais abaixo na escala do medo ou criar um meio degrau. Com essa abordagem, você pode atingir seu objetivo de maneira realista.

⚡ AÇÃO

EXPOSIÇÃO IMAGINÁRIA

ÚTIL PARA: mudar sua resposta à ansiedade.

TEMPO: quatro vezes por dia durante uma semana.

MATERIAIS: caderno ou diário.

Sua imaginação é uma ferramenta muito poderosa. Às vezes, você pode imaginar seu caminho através da ansiedade, em vez de enfrentá-la na vida real. Essa estratégia pode ser útil quando você não está totalmente pronto para a exposição real. Neste caso, a exposição imaginária é um aquecimento ou passo intermediário.

Também é uma boa alternativa para situações que não ocorrem com muita frequência. Se você tem medo de voar, por exemplo, mas não tem planos de viagem para um futuro próximo, esta é uma ferramenta excelente. Também é uma ótima ferramenta para situações em que você não consegue enfrentar a exposição temida na vida real. Se o seu medo é ter a casa invadida enquanto você dorme, não encenaríamos uma invasão. Em vez disso, use a exposição imaginária.

Quando você está ansioso por algo que provavelmente não vai acontecer, como ser assaltado ou assassinado, os pensamentos tendem a aparecer ao longo do dia. Você acaba jogando uma partida mental de Uno em que tenta segurar os pensamentos aterrorizantes, mas, em seguida, eles voltam a surgir. A exposição imaginária é uma técnica para tirar o poder desses pensamentos, ajudando você a reconhecer que pode até pensar nas coisas mais terríveis, mas isso não significa que elas se tornarão realidade. Na verdade, nossas mentes são programadas para ficar entediadas após enfrentarem algo repetidas vezes.

1. Escolha um medo que você identificou e que afete negativamente a sua vida, mas que você pode não estar pronto ou pode não ser capaz de enfrentar na vida real. Um exemplo é o medo de sofrer um acidente de carro.

2. Escreva o seu "cenário de pesadelo" na forma de uma história curta. Use a imaginação para ser o mais vívido possível. Use todos seus sentidos para contar essa história. O que você vê? Ouve? Cheira? Degusta? Toca? Imagine os detalhes da cena, incluindo como seu corpo se comporta diante desta situação temida e quais pensamentos podem lhe ocorrer. Finja estar nesta situação na vida real, como se estivesse fazendo uma exposição séria ao problema. Pense sobre as situações de que você tem medo e inclua todas elas na história. O objetivo desse exercício é ajudá-lo a enfrentar o seu medo, então uma boa história de exposição deixará você temeroso, e isso é bom.

3. Depois de escrever a história, leia-a. Você pode gravar-se lendo a história e ouvir a gravação, se preferir.

4. Depois de ler ou ouvir sua história:
- Avalie quão ansioso você está se sentindo em uma escala de 0 a 10.
- Descreva suas emoções atuais sobre a situação. Por exemplo: "Estou com medo de...". Seja específico.
- Você aprendeu alguma coisa com a experiência? Está surpreso com o que aconteceu?
- Há algo que possa fazer para mudar esse roteiro da próxima vez? Você pode torná-lo mais vívido?

5. Leia ou ouça sua própria história quatro vezes por dia (pode ser de uma vez só; normalmente, essas histórias não demoram muito para serem lidas). Acompanhe sua prática e sua classificação de ansiedade todos os dias. Elas permanecem as mesmas? Ou mudaram?

DICA:

Enfrentar seus medos agora pode ajudar você a lidar com a situação em longo prazo. Portanto, quanto mais coisas você puder fazer para sentir esse medo durante o exercício, melhor. É possível combinar a exposição imaginária com exercícios regulares; por exemplo, vá para o topo de um edifício e, enquanto estiver lá, leia sua história sobre seu medo de cair. Tal como acontece com todos os exercícios de exposição, repita várias vezes. Sei que essa habilidade parece contraintuitiva, mas enfrentar situações temidas tira o poder que elas têm sobre você.

⚡ AÇÃO

EXPOSIÇÃO CORPORAL

ÚTIL PARA: desafiar suas crenças sobre quão perigosos os sintomas físicos são, especialmente durante os ataques de pânico.

TEMPO: 5 minutos por dia.

MATERIAIS: um canudinho de papel e uma cadeira de escritório.

Lembre-se de que a ansiedade é composta de três partes: pensamentos, comportamentos e sensações. Os dois exercícios de exposição anteriores são direcionados a comportamentos. Este exercício visa as sensações físicas de ansiedade.

A exposição do corpo permite experimentar essas sensações "assustadoras" de ansiedade para ver o que acontece. Saiba que alguns desses exercícios farão você se sentir desconfortável — é a intenção. A questão é ver se seus piores medos se tornarão realidade se você provocar esses sintomas de propósito. Você vai desmaiar caso fique muito zonzo, ou ter um ataque cardíaco se hiperventilar? Essa exposição servirá de teste.

A seguir, há uma lista de exercícios para ajudar você. É uma boa ideia experimentar todos eles a fim de descobrir quais são mais relevantes para o seu caso. Para cada exercício, avalie o quão desconfortável você se sente em um escala de 0 a 10, e o grau de ansiedade, em uma escala de 0 a 10, provocado pela sensação.

Observe a sensação resultante de cada exercício e descreva para si a semelhança com a sua reação de ansiedade. Repita esses exercícios diariamente durante uma semana e compare as avaliações. Se houver um sintoma físico específico de ansiedade que você teme, esta é a chance de verificar se é realmente tão perigoso quanto você pensa.

- **Respire pelo canudo:** usando um canudinho, inspire e expire pelo objeto enquanto aperta o nariz.
- **Gire:** sente-se em uma cadeira de escritório. Gire o mais rápido que puder por um minuto.
- **Prancha:** faça uma flexão e segure na posição de prancha por um minuto.
- **Sacuda a cabeça:** balance a cabeça de um lado para o outro por 30 segundos.
- **Corra no lugar:** corra no lugar ou suba e desça degraus por um minuto.
- **Prenda a respiração:** prenda a respiração por 30 segundos.

DICA:

Esteja atento se a evitação aparecer. Lembre-se de que a evitação pode se manifestar sutilmente, como parar mais cedo ou "trapacear" em um exercício. Você obterá o máximo de benefícios ao se dedicar totalmente.

DEIXE OS MAUS HÁBITOS PARA TRÁS

A evitação não é o único padrão de comportamento que mantém a ansiedade ativa. Existem outros tipos capazes de criar ciclos ansiosos. Quando você se envolve nesses padrões negativos de pensamento e sentimento, continua a alimentar a ansiedade e o pânico.

Fiz uma lista de maus hábitos neste capítulo. Você identifica em si algum desses comportamentos? Esses hábitos são coisas que você deseja mudar? O primeiro passo é perceber seu próprio comportamento, mas até conseguir identificar suas ações já é um bom começo.

PERFECCIONISMO

O que há de errado em tentar ser perfeito? Padrões elevados podem ser uma coisa boa — eles ajudam você a se tornar a melhor versão de si mesmo, certo? O perfeccionismo envolve estabelecer padrões tão altos que são quase impossíveis de serem atingidos. E se você é uma pessoa perfeccionista, é provável que acredite que qualquer coisa aquém desse (quase impossível) objetivo é o mesmo que fracasso.

Todo mundo comete erros ao longo da vida. A maioria das pessoas não gosta de errar, mas consegue aceitar que os erros fazem parte da vida e que é possível aprender com eles. Se você é uma pessoa perfeccionista, no entanto, os erros são uma história diferente: são um sinal catastrófico de que você falhou e precisam ser evitados a todo custo.

Como por exemplo Sarah, uma aluna que só tira nota 10 e que acredita que qualquer nota abaixo do valor máximo é basicamente um sinal de que ela é menos capaz do que os outros. Ela estuda por horas para ter certeza de que conhece a matéria de trás para a frente e de cabeça para baixo. Sarah recusa oportunidades de interação social e usa esse tempo para estudar, porque tem medo de cometer erros. Mesmo que seu desempenho seja excelente e seus professores só tenham coisas incríveis a dizer sobre ela, Sarah está constantemente estressada com suas notas e temendo o fracasso.

Para aliviar o estresse e a ansiedade que acompanham a tentativa de ser perfeito, existem algumas etapas que você pode seguir:

1. Trabalhe para identificar suas tendências perfeccionistas.

2. Quais distorções de pensamento você está usando? Confira "Analisando seus pensamentos" (p. 113) e "Mecanismos de afirmação" (p. 117) para descobrir seus padrões de pensamento e para conferir sugestões sobre como mudar seu pensamento.

3. Use a exposição para projetar uma escada do medo para o seu perfeccionismo: Bagunce as coisas de propósito, chegue cinco minutos atrasado para um compromisso ou cometa um erro em uma tarefa. Observe se seus piores medos se tornam realidade e, se isso acontecer, você consegue lidar com isso?

RUMINAÇÃO

Ao remoer uma situação, você revisita continuamente as experiências negativas em sua mente. Pode parecer que isso deixa você mais perto de resolver um problema ou de compreender melhor a situação, mas não ajuda em nenhum dos dois. Em vez disso, a ruminação está intimamente associada à depressão, e o coloca em um ciclo contínuo de pensamentos negativos.

Você pode ficar presa em ruminações sobre qualquer assunto — aquele encontro do qual você acabou de sair, seu próximo jogo de futebol ou uma dor de garganta que apareceu. O perigo da ruminação é que ela pode fazer você se sentir mal consigo ou se transformar em uma profecia autorrealizada quando você fica muito preso a ela, tornando um empecilho para atingir seus objetivos.

O problema com a ruminação é que dizer a si mesmo para parar de pensar na fonte do incômodo, seja lá qual for, só piora a situação. Se eu disser para você não pensar em elefantes rosa, você certamente pensará em elefantes rosa. Uma das melhores estratégias para o controle da ruminação é uma combinação entre as habilidades de atenção plena do Capítulo 3 e as técnicas de exposição descritas no início deste capítulo. Trazer consciência para seus pensamentos, sem tentar controlá-los, pode deixá-lo ansioso. Não há problema nisso. Focar nessa emoção é na verdade uma técnica de exposição. Você está enfrentando o seu medo, em vez de pensar no problema e tentar resolvê-lo.

COMPULSÕES

Compulsões são comportamentos que você adota para aliviar a ansiedade, particularmente no transtorno obsessivo-compulsivo (TOC). Pense assim: obsessões são seus pensamentos ansiosos. Elas são grudentas, desconfortáveis e causam angústia. Ao sentir essa ansiedade, você quer fazer algo para se livrar dela. Aquilo que você faz é uma compulsão. Ela reduz a sua ansiedade e faz você se sentir melhor, mas apenas em curto prazo.

Em longo prazo, seguir as compulsões irá aumentar a obsessão. Veja como isso acontece:

Keisha sai de casa e depois fica preocupada, pensando se trancou ou não a porta. Ela teme que, se a porta estiver destrancada, alguém pode entrar e roubar algo em sua casa. Esses pensamentos a deixam ansiosa, então ela volta e verifica a fechadura. Ela se sente melhor ao verificar a porta, mas o sentimento não é duradouro. Minutos depois, os pensamentos de preocupação voltam: "Eu deveria ter verificado as janelas? Talvez eu as tenha deixado abertas. Ou talvez eu não tenha fechado totalmente a porta". A solução óbvia é repetir a compulsão, então Keisha volta a fim de verificar as janelas e verificar novamente a fechadura da porta, só por garantia.

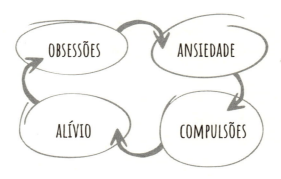

Pesquisas mostram que a melhor maneira de interromper o ciclo de obsessões e compulsões é eliminá-las por completo. Sei que parece uma tarefa difícil e pode ser mesmo, mas vale muito a pena. As compulsões nunca lhe propiciarão alívio duradouro. Ao não ceder às suas compulsões, em curto prazo, você pode descobrir que é capaz de conviver com a sua ansiedade e que, às vezes, os pensamentos ansiosos até diminuem quando não são alimentados pelo comportamento compulsivo.

Para ajudar a se livrar de suas compulsões, você pode usar estas estratégias:

1. Comece rastreando suas compulsões. Use o método "Monitore sua ansiedade" (p 34).

2. Projete uma escada do medo. Isso deve envolver reduzir suas compulsões e enfrentar suas obsessões.

3. Escolha uma compulsão para atingir com a exposição. Você pode tentar eliminá-la completamente, porém, se isso não parecer viável, pense em maneiras de postergá-la. Diga a si mesmo: "Não vou verificar as fechaduras antes das 21h". Na próxima semana, mude o horário para as 21h30.

RETENÇÃO DE EMOÇÕES

Afastar as emoções desconfortáveis quando elas surgirem parece uma boa ideia. Afinal, você pode estar com este livro em mãos exatamente porque a ansiedade é uma coisa desagradável e difícil de lidar. O problema é que os sentimentos não continuam sendo ignorados.

Os sentimentos funcionam como garrafas de refrigerante. Se você sacudi-las o mais forte que puder e depois abri-las, com certeza vão explodir. Os sentimentos eventualmente borbulham, e se você os está suprimindo, eles tendem a explodir de uma forma incontrolável. Em vez disso, abra lentamente a garrafa de refrigerante que foi agitada a fim de liberar o gás um pouco de cada vez até que seja possível abri-la. No caso das emoções, isso significa senti-las quando elas surgirem. Isso o ajuda a aprender que pode lidar com elas, mesmo que sejam desconfortáveis.

O uso de exercícios de atenção plena pode ajudá-lo a aprender esta abordagem para sentir emoções em vez de evitá-las, ficando com elas no momento e percebendo-as sem julgamento.

TENSÃO MUSCULAR

A resposta física à ansiedade pode ser desconfortável, estressante e tende a fazê-lo sentir que não consegue relaxar seu corpo de verdade. Você se prende à sua ansiedade ao manter os músculos tensos. Isso faz seu corpo ficar no limite e, basicamente, o prepara para mais pensamentos e comportamentos ansiosos, deixando o organismo pronto para entrar no modo ansiedade a qualquer momento.

Essa tensão muscular pode doer — você já se pegou rangendo os dentes ou cerrando os punhos quando está ansioso? Para alguns, essa tensão pode acontecer o dia inteiro, mas em um nível mais leve. Isso pode significar que você está respirando ainda mais superficialmente — quando seu estômago está tenso, você tende a respirar pelo peito em vez de respirar por toda a sua barriga, o que faz com que você se sinta sem fôlego com mais rapidez e, geralmente, mais zonzo.

Se esses sintomas parecerem familiar, você pode ser uma pessoa que carrega a ansiedade em seu corpo. Aqui estão algumas estratégias que você pode tentar:

• Concentre-se nas habilidades respiratórias, como respiração colorida (p. 68), respiração quadrada (p. 77) ou respiração abdominal (p. 97).

• Experimente o relaxamento muscular progressivo (p. 63) ou o exercício de scanner corporal (p. 70). Um bom truque é perceber a diferença entre a tensão e o relaxamento e definir um alarme no telefone para disparar a cada hora a fim de verificar se há rigidez nos músculos.

USO DE SUBSTÂNCIAS

Se você usa drogas, fuma ou ingere bebida alcoólica para controlar sua ansiedade, essas opções podem parecer úteis. Afinal, você não fica ansioso quando está bêbado, certo? O problema são os efeitos rebote. Quando você consome drogas ou álcool, opta por se sentir bem em curto prazo em vez de se sentir bem em longo prazo. Mas saiba que a única maneira de contornar sua ansiedade é através dela e, se você evitar se sentir ansioso, não aprenderá as estratégias para lidar com o problema quando ele surgir.

Além disso, o uso de substâncias para controlar a ansiedade deixa você com menos opções nos casos em que não pode usar drogas ou álcool. Pense assim: você está em uma aula importante e é atingido por uma crise de ansiedade. Tudo o que você quer fazer é sair correndo da sala de aula, entrar no carro e fumar para se acalmar, mas sabe que perderá uma matéria importante e possivelmente terá problemas.

Há outra dificuldade também: muitas das substâncias podem deixá-lo mais ansioso. Você pode não perceber, mas estimulantes — cafeína e nicotina — trazem consigo alguns daqueles sintomas físicos de ansiedade. Também podem ter propriedades viciantes que dificultam sua vida em vez de facilitar.

Em vez disso, tente identificar os pensamentos que o fazem recorrer a substâncias — use o método em "Observe seus pensamentos, sentimentos e comportamentos" (p. 36) para descobrir quais são os seus gatilhos. Isso vai apontá-lo para a direção certa e ajudar você a identificar diferentes opções quando desejar recorrer a essas substâncias.

Você também pode verificar algumas das práticas deste capítulo, especialmente "Ação oposta", na página seguinte, para tentar substituir qualquer mau hábito por alternativas mais saudáveis.

ABRA MÃO DE COMPORTAMENTOS INDESEJADOS

Você possui alguns dos maus hábitos descritos anteriormente? Reflita se eles causam problemas em sua vida. As atividades nas páginas seguintes irão ajudá-lo a desafiar a evitação e os hábitos ruins. Você pode ter se engajado em padrões negativos de comportamento por um tempo e se acostumado a lidar de certa forma com a ansiedade, então mudar seu comportamento pode ser difícil (se fosse fácil, você já teria feito isso). Com prática, porém, você pode criar novos hábitos.

⚡ AÇÃO

AÇÃO OPOSTA

ÚTIL PARA: afastar emoções desconfortáveis.

TEMPO: uma vez por dia.

Lembre-se de que todas as emoções são normais e têm um propósito — impulsionar você a agir de determinada maneira. Agir do modo oposto de como você se sente não parece intuitivo, mas é uma ótima estratégia para resistir à atração de emoções dolorosas. Seu objetivo com este exercício não é suprimir sentimentos; é agir de maneira diferente de como você se sente. Esta é uma boa estratégia para quando sua emoção não se encaixa na situação.

1. Identifique a emoção que está sentindo agora. Você está se sentindo ansioso, triste, com raiva ou outra coisa?

2. Pense em como sua emoção deseja que você aja agora. Muitas vezes isso significa:

- A ansiedade geralmente faz você querer evitar ou fugir.
- A raiva geralmente faz você ter vontade de gritar, berrar ou atacar.
- A tristeza faz você ter vontade de se retrair.

3. Pense se esta ação é justificada agora. Quais seriam as consequências de agir da maneira que você se sente nessa situação?

4. Se as consequências forem principalmente negativas, tente agir da forma exatamente oposta. Os adolescentes são conhecidos por serem rebeldes, então canalize aquela revolta interior para fazer o oposto do que sua emoção deseja que você faça. Continue essa ação oposta até sentir a emoção negativa diminuir.

Se você está ansioso, enfrente esse medo repetidamente.

Se estiver com raiva, faça algo de bom para a pessoa que você quer atacar, ou pratique empatia para com ela.

Se está triste, engaje-se em alguma atividade que lhe proporcione satisfação.

> **DICA:**
>
> Agir da maneira oposta às que suas emoções querem que você aja é como usar a exposição para enfrentar suas emoções — pode ser uma sensação desconfortável, pois desafia seus padrões habituais. Antes de desistir, tente várias vezes, repita todos os dias por uma semana e veja se exerce algum impacto nas suas emoções. A ação oposta também é uma boa estratégia para controlar o desejo de usar substâncias prejudiciais à saúde.

⚡ AÇÃO

REFORÇO POSITIVO

ÚTIL PARA: facilitar uma tarefa difícil.

TEMPO: 10 minutos de planejamento, uma vez por semana.

MATERIAIS: caderno ou diário (opcional).

Mudar os maus hábitos é um desafio, mas recompensas podem mantê-lo motivado a ficar no caminho certo e a aplicar as mudanças de que você precisa para se tornar uma versão mais saudável de si. As crianças ganham adesivos e pequenos prêmios quando fazem um bom trabalho. E adivinhe? O mesmo truque funciona em adultos

Todo mundo gosta de recompensas. Uma adolescente uma vez me disse que realmente achava difícil enfrentar sentimentos desconfortáveis, mas que a tarefa era mais fácil quando ela tinha algo pelo que esperar. Desenvolvemos um sistema de recompensas que poderia mantê-la motivada a reconhecer até os pequenos passos, e funcionou de um jeito fantástico.

1. Pense nas atividades de que você realmente gosta ou nos itens que gostaria de comprar. Você pode achar útil anotá-los. Considere pequenas atividades, como jogar videogame ou recompensar-se com um sorvete; até mesmo pequenos itens que você gostaria de comprar e que estão dentro do seu orçamento. Você também pode incluir eventos futuros ou atividades que gostaria de fazer. Você pode voltar para o exercício "Planeje atividades que você valoriza" na página 92 para identificar algumas atividades prazerosas.

2. Escolha uma meta semanal que lhe dará uma recompensa quando alcançada. Concentre-se em metas que você pode controlar, como praticar a atenção plena três vezes por semana, enfrentar

um medo específico na sua escada do medo ou monitorar seus pensamentos quatro dias por semana. Escolha as metas reais, que possam ser cumpridas. Você sempre pode fazer mais, no entanto é fácil se frustrar se não conseguir cumprir metas muito altas.

3. Identifique uma recompensa por atingir uma meta específica. Use a lista que você criou acima. Quando cumprir essa meta, mime-se.

DICA:

Não dê a recompensa a si mesmo só depois de atingir seu alvo. Você também pode se recompensar por metas menores ou pequenos passos que o movem em direção a um objetivo maior. Eu uso isso o tempo todo — por exemplo, se eu trabalhar por 30 minutos, posso fazer uma pausa de 5 minutos na internet.

⚡ AÇÃO

CARTAS DE ENFRENTAMENTO

ÚTIL PARA: identificar os mecanismos de enfrentamento que funcionam para você.

TEMPO: 20 minutos para organizá-las. Use conforme precisar.

MATERIAIS: bloco de anotações.

Uma das partes mais complicadas do uso de práticas para gerenciar a ansiedade é lembrar quais são e como usá-las. Com o tempo, essas práticas se tornarão habituais, mas até chegar lá você pode registrar em um bloco de anotações as estratégias de enfrentamento que funcionam melhor.

1. Escolha algumas estratégias da lista abaixo ou qualquer uma das práticas contidas neste livro que você deseja ter em mãos:

- Faça um lembrete de que um sintoma físico da ansiedade, como falta de ar ou náusea, é apenas uma resposta para lutar-fugir-congelar. Liste as habilidades que ajudam você a administrar os sintomas, como respiração profunda ou exercícios.
- Sua estratégia favorita de atenção plena, combinada com os pensamentos ou comportamentos que o ajudam a lidar com as situações.
- Uma lista das armadilhas de pensamento em que você costuma cair, em conjunto com uma lista de verificações da realidade ou mecanismos de afirmação.
- Mecanismos de afirmação positivos para combater suas conversas negativas internas, por exemplo: "Eu posso fazer isso, mesmo que seja difícil".

- Um lembrete de que os sentimentos desaparecem, tipo: "A ansiedade é como uma onda; sobe e desce. Eu posso surfar nessa onda". Você também pode relembrar os exercícios de visualização com frases do tipo "Meus pensamentos são como uma folha em um rio."
- Um lembrete dos seus objetivos para quando a exposição parecer intimidante: "Estou aprendendo a me sentir confortável ao ficar desconfortável".

2. Escreva o nome da estratégia em um dos lados do bloco de anotações.

3. Do outro lado, descreva a estratégia em detalhes. Inclua outras informações que você pode achar importante. Por exemplo: "Usar esta estratégia quando eu precisar me acalmar rapidamente".

4. Sinta-se à vontade para laminar suas anotações e colocá-las em um chaveiro para levar com você, ou decorá-las de acordo com sua personalidade.

> **DICA:**
>
> Se você não gosta de carregar cartões, pode escrever suas estratégias no aplicativo "Notas" do seu celular ou tirar fotos das suas anotações para que você possa vê-los de forma discreta. Seja qual for a maneira escolhida, sites como o Pinterest e o Instagram são ótimos lugares para encontrar mecanismos de afirmações positivas.

⚡ AÇÃO

SOLUÇÃO DE PROBLEMAS

ÚTIL PARA: identificar respostas para situações difíceis.

TEMPO: 5 a 10 minutos, com a frequência que for necessária.

MATERIAIS: caderno ou diário (opcional).

É fácil ser capturado pela ansiedade e deixar seus pensamentos se enrolarem como uma bola de neve. Isso dificulta o reconhecimento de quando um problema tem solução ou não. Quando algo está estressando você, concentrar sua energia mental para resolver o dilema pode aliviar parte da tensão.

1. Identifique o problema que você está enfrentando agora. Tente ser o mais claro e específico possível. Concentre-se em uma adversidade de cada vez.

2. Divida-o. Se o problema for grande e amplo, como "Não vou conseguir fazer todo o meu trabalho", reduzi-lo a algo específico, como "Tenho um trabalho de quatro páginas para entregar na terça-feira e me sinto sobrecarregado".

3. Crie ideias para possíveis soluções. Lembre-se: a regra para a criação de ideias é que não há respostas ruins. Gere tantas soluções quanto puder. Para o trabalho de quatro páginas, por exemplo, você poderia escrever um rascunho, enviar um e-mail para o professor para pedir prorrogação do prazo, deixar de fazer o trabalho por completo etc. Evite avaliar as soluções a esta altura. Peça ajuda a amigos e familiares se você tiver dificuldade em encontrar soluções.

4. Avalie suas soluções. Identifique os prós e os contras de cada uma. Escreva-os, se quiser.

5. Escolha a melhor solução para você. Provavelmente não haverá solução perfeita — trata-se apenas do que funciona agora. Escolha uma opção que não será muito difícil de experimentar, mesmo que não seja a ideal.

DICA:

Solução de problemas só funciona para problemas com soluções. Quando sua ansiedade se liga a um medo irracional como "Estou com medo de ter um ataque cardíaco no meio de um jogo de basquete", é melhor usar outras estratégias.

✧ ATENÇÃO PLENA

VISUALIZE O SUCESSO

ÚTIL PARA: focar em suas realizações.

TEMPO: 5 minutos, três vezes por semana.

MATERIAIS: caderno ou diário.

Pense em quanta energia mental você gasta vivendo com ansiedade. Se você tem medo de andar de avião, provavelmente já passou muito tempo pensando em todas as variadas maneiras pelas quais um voo pode dar errado. Por outro lado, quanto tempo você gastou pensando sobre o que efetivamente seria gerenciar sua ansiedade? A visualização pode ajudá-lo a imaginar um resultado bem-sucedido. Atletas usam essa técnica para ensaiar mentalmente um passe de bola ou uma tacada de sucesso.

1. Pense em uma situação específica que você está enfrentando, que o induz à ansiedade. Por exemplo: ficar sozinho em casa, falar com um novo colega de classe, ter um bom desempenho em uma prova ou ir ao médico.

2. Reserve alguns minutos para escrever o que seria um resultado bem-sucedido. Seja específico e use todos os seus sentidos. O que seria o sucesso na sua visão? Qual seria a sensação do sucesso no seu corpo? (Lembre-se de que a ansiedade geralmente vem acompanhada de desconforto físico, então pode não ser realista esperar que seu corpo se mantenha calmo enquanto mata uma aranha.) Quais sons você ouviria? (Torcida? Aplausos?) O que os outros o diriam, ou o que diria para si? E lembre-se de que você ainda é você, então imagine um sucesso realista, e não um cenário idealizado.

3. Depois de refletir um pouco sobre o cenário, deite-se confortavelmente. Feche os olhos e traga a atenção à sua respiração. Inspire e expire profundamente, seguindo cada inspiração e expiração.

4. Agora volte sua atenção para o cenário de sucesso imaginado. Visualize-se completando a tarefa sobre a qual escreveu. Pense nas imagens, nos sons e nas sensações físicas. Imagine o que você diria ou faria.

DICA:

Pratique esse exercício antes de entrar em uma situação que faz você ficar ansioso. Uma vez que você está realmente na situação que lhe provoca ansiedade, use técnicas de exposição e atenção plena para conseguir passar da linha de chegada.

✧ ATENÇÃO PLENA

MEDITAÇÃO DE SENTIMENTOS

ÚTIL PARA: sentir-se menos intimidade.

TEMPO: 10 minutos.

Quando você vivencia uma conversa interna ansiosa, pode-se sentir desestabilizado e autodepreciativo. Esta meditação pode ajudar você a abrir mão de alguns desses pensamentos preocupados.

1. Encontre um lugar tranquilo para se sentar ou deitar. Feche seus olhos e encontre uma posição confortável.

2. Use sua respiração para se ancorar no momento presente. Com atenção plena, observe-se inspirar e expirar. Seus pensamentos ansiosos podem girar em torno de seu cérebro. Observe essa distração e gentilmente retorne sua atenção para a respiração.

3. Ao inspirar, imagine-se inalando toda a calma que você tem. Ao expirar, expire todo o seu estresse, negatividade e pensamentos intimidadores.

4. Ao inspirar novamente, imagine-se inalando todos os seus pensamentos de enfrentamento. Ao expirar, imagine expirar toda a sua negatividade. Sinta-a deixando seu corpo.

5. Continue usando sua respiração como âncora. Inspire força, positividade e pensamentos saudáveis. Expire suas crenças irracionais, preocupações, ansiedades e dor.

ATAQUES DE PÂNICO

Um ataque de pânico é a manifestação física da ansiedade. O Capítulo 1 descreveu as três partes do problema, bem como as demais emoções: pensamentos, sensações físicas e comportamentos.

Assim como todas as reações emocionais, um ataque de pânico envolve as três partes de uma maneira muito específica. Vamos analisar cada uma:

- **Sensações físicas:** este é o elemento-chave de um ataque de pânico, porque seu corpo entra em pleno modo lutar-fugir-congelar. Esses sintomas físicos de ansiedade tendem a se intensificarem em poucos minutos. Você pode notar alguns dos sintomas detalhados na próxima página.
- **Pensamentos:** quando seu corpo gera uma resposta de lutar-fugir-congelar, seu instinto natural é se preparar para o perigo. Ao se deparar com um ataque de pânico, você automaticamente se prepara para o perigo, mas, ao não encontrar nenhum, concentra a atenção em seus sintomas físicos. Alguns pensamentos comuns durante um ataque de pânico são:
  - "Eu devo estar enlouquecendo."
  - "Vou perder o controle."
  - "Vou ter um ataque cardíaco."
  - "Eu vou morrer."
- **Comportamentos:** quando você sente esse desconforto físico extremo e tem esses pensamentos assustadores, é natural querer escapar. Você pode sair correndo da sala em busca de um pouco de ar fresco ou começar a evitar situações nas quais já sofreu um ataque de pânico anteriormente. Você pode começar a confiar em sinais de segurança, como ligar para seus pais ou carregar um item específico.

SINTOMAS DE UM ATAQUE DE PÂNICO

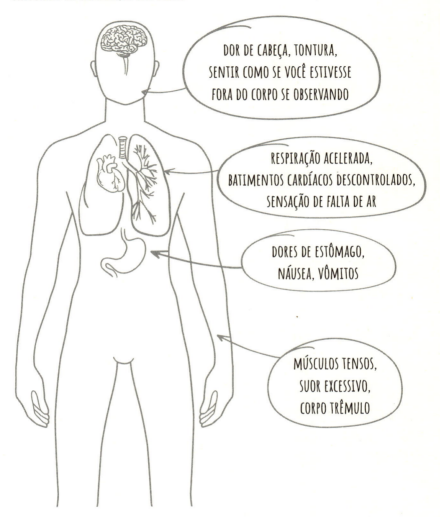

Uma das marcas de um ataque de pânico é a sensação de que eles vêm "do nada". Isso pode parecer incrivelmente assustador e perigoso, especialmente na primeira ocorrência. Na realidade, porém, o pânico funciona como qualquer outro tipo de emoção negativa. Sempre há um gatilho, e esse gatilho pode ser um pensamento, uma sensação física ou um comportamento. O pânico o deixa preso no ciclo da ansiedade. Assim que começar a ficar obcecado com um sintoma físico, provavelmente encontrará um. Ao fugir ou evitar a situação uma vez, você pensa: "Uau, saí na hora certa. Caso contrário, meu medo teria se tornado realidade". Então, você continua evitando e fugindo. A principal diferença é que os sintomas dos ataques de pânico são principalmente físicos, e os indivíduos que os experimentam têm maior probabilidade de acreditar que esses sintomas corporais são perigosos.

Eis um exemplo de como o ciclo do pânico funciona:

O CICLO SE REPETE.

VOCÊ PERCEBE QUE ESTÁ RESPIRANDO DE UM JEITO ESTRANHO. (SENSAÇÃO FÍSICA)

VOCÊ CONFIRMA PARA SI MESMO QUE O MEDO É REAL E O PÂNICO O MANTEVE A SALVO. (PENSAMENTO)

PREOCUPA-SE SE HÁ ALGO ERRADO COM SEU CORPO. (PENSAMENTO)

VOCÊ ESCAPA DA SITUAÇÃO AO FUGIR DA SALA DE AULA OU PARAR O CARRO NO ACOSTAMENTO. (COMPORTAMENTO DE EVITAÇÃO)

VERIFICA SE TEM MAIS ALGUMA COISA "ESTRANHA" ACONTECENDO COM SEU CORPO. (COMPORTAMENTO)

VOCÊ NOTA QUE SEU CORAÇÃO COMEÇA A ACELERAR. (SENSAÇÃO FÍSICA)

MAIS PENSAMENTOS SOBRE PERIGO APARECEM. (PENSAMENTO)

SURGEM MAIS SINTOMAS FÍSICOS, CONFIGURANDO UM ATAQUE DE PÂNICO COMPLETO. (SENSAÇÃO FÍSICA)

VOCÊ CONFIRMA PARA SI MESMO QUE ALGO DEVE ESTAR ERRADO. (PENSAMENTO)

SINAIS DE ALERTA PRECOCE

À medida que obtém prática, você pode reconhecer os primeiros sinais de alerta para os ataques de pânico. Esses sinais são específicos de acordo com a sua experiência, então você pode compreender esses alertas melhor ao acompanhá-los. Uma maneira de reconhecer seus pensamentos, sensações e comportamentos é anotando-os assim que acontecem. Observe quais sintomas vêm primeiro e as respectivas situações em que são acionados. Para certas pessoas, o gatilho será um sintoma físico. Para outros, será um pensamento.

Quando Sima passou a ter ataques de pânico, ela entrou para a terapia. Começamos a rastrear seu pânico, e ela percebeu que os ataques sempre aconteciam na aula de matemática. Ela ficou surpresa que seus sintomas sempre começavam com um pensamento específico: "Não posso escapar se precisar". Então, ela sentia coceiras, e mais pensamentos desconfortáveis e sensações aconteciam. Uma vez que identificou o padrão, ela foi capaz de usar as técnicas de exposição para permanecer na situação em vez de escapar dela. Sima percebeu que, quando o fez, os sintomas de pânico desapareceram por conta própria.

Embora a percepção dos primeiros sinais de alerta seja uma maneira saudável de começar a gerenciar os ataques de pânico, o objetivo não é resistir ou escapar das sensações ou pensamentos que surgem. Na verdade, isso torna o pânico mais forte. Em vez disso, quando você notar os sintomas de um ataque de pânico, simplesmente tome ciência do que está acontecendo. Em seguida, pegue uma caneta e avalie os sintomas em uma escala de 0 a 10, sendo 10 o pior. Pergunte para si: "Posso administrar isso agora?", em vez de entrar em uma espiral de ansiedade pensando sobre o que poderia ser. Espere 5 minutos e observe se alguma coisa muda.

A VERDADE SOBRE OS ATAQUES DE PÂNICO

Eis aqui um segredo sobre ataques de pânico: eles não são perigosos. Embora possam ser incrivelmente assustadores, são apenas um alarme falso tentando convencê-lo a responder a um perigo imaginário. Quando sentir que um ataque está a caminho, lembre-se destas verdades:

- **Um ataque de pânico não é um ataque cardíaco.** Pessoas que sofrem de ataques de pânico podem acabar no médico ou na sala de emergência. Os sintomas parecem perigosos sob o ponto de vista médico, mas, na realidade, não são. Depois que um médico liberá-lo, não há razão para temer que esse pânico vá se transformar em um ataque cardíaco ou qualquer outra doença que ameace a sua vida.
- **Um ataque de pânico não fará você sufocar.** Durante um ataque de pânico, você realmente inspira mais oxigênio. Pode parecer que está tendo dificuldade para respirar porque está hiperventilando — respirando com tanta rapidez que você fica zonzo ou sente que vai desmaiar. Isso é desconfortável porque você está respirando oxigênio mais rapidamente do que expirando dióxido de carbono. É comum se sentir como se estivesse sufocando, mas não está.
- **Um ataque de pânico não fará você perder o controle.** A ansiedade quer que você pense que pode perder o controle ou enlouquecer se não seguir seu instinto de lutar-fugir-congelar. A verdade é que, durante um ataque de pânico, você está no controle — e isso é que o

faz se envolver em comportamentos de evitação, como fugir. Você tende a sentir que precisa de segurança "na hora certa", mas essa sensação é apenas outra maneira pela qual sua ansiedade está tentando enganá-lo.

- **Um ataque de pânico sempre tem um gatilho.** As crises podem parecer totalmente aleatórias, mas sempre há um gatilho, mesmo que você não consiga identificá-lo no momento. Depois de ganhar mais consciência acerca dos seus, os ataques de pânico serão mais fáceis de gerenciar.

⚡ AÇÃO

LIDE COM ATAQUES DE PÂNICO

A melhor maneira de controlar e evitar os ataques de pânico é abraçá-los. Sei que parece ridículo, mas, quanto mais você os enfrenta, mais verá que eles não são realmente tão perigosos quanto parecem. E o mais importante: você verá que é capaz de lidar com eles. Uma vez que o seu cérebro recebe essa mensagem, os ataques de pânico irão embora (ou ao menos diminuirão em intensidade), porque você quebrou o ciclo de ansiedade. Este exercício oferece uma abordagem para lidar com seus ataques de pânico.

1. Monitore. Use o exercício "Monitore a sua ansiedade" (p. 34) para identificar seus gatilhos ou a situação que induz ao ataque de pânico. Lembre-se de observar seus pensamentos, sensações físicas e comportamentos.

2. Identifique suas armadilhas de pensamento. Catastrofizar e fazer conclusões precipitadas são os dois erros de pensamento que as pessoas cometem quando estão em pânico. Consulte o exercício "Catalogue" (p. 114) para identificar seus próprios erros de pensamento e para verificar a realidade por meio do "Examine as evidências" (p. 114) e das habilidades listadas em "Mecanismos de afirmação" (p. 117).

3. Esteja ciente de que é difícil usar as práticas de pensamento durante um ataque de pânico. Uma vez que você entrou no modo de crise o raciocínio lógico tende a fugir pela janela porque seu corpo se sente desconfortável. Então, use essas dicas antes ou depois de um ataque de pânico.

4. Uma maneira de controlar as crises é por meio da exposição. Crie uma escada do medo do pânico (p. 141), identificando cinco

indutores que você tem evitado. Então, comprometa-se a ficar em uma dessas situações por determinado período, independentemente do que acontecer. Por exemplo: "Vou permanecer no carro por 5 minutos, mesmo se eu começar a entrar em pânico".

5. Use a exposição corporal. Faça os exercícios listados na página 153 e observe se algum deles se assemelha aos sintomas do ataque de pânico. Se algum desses exercícios deixá-lo ansioso, pode adicioná-lo à sua escada do medo.

6. Durante um ataque, use um exercício de atenção plena de que goste para permanecer no momento presente, acompanhado dos seus pensamentos e sensações físicas. Lembre-se de que você é mais forte do que pensa.

Se estiver enfrentando problemas para gerenciar ataques de pânico por conta própria, ou se acha que este livro não é suficiente para ajudá-lo a mudar a sua relação com a ansiedade, saiba que ainda há opções. Consultar-se presencialmente com um terapeuta cognitivo-comportamental pode ser uma boa maneira de descobrir quais habilidades funcionam para você.

DISTÚRBIOS

REAFIRMAÇÃO

FUGA

EXPOSIÇÃO

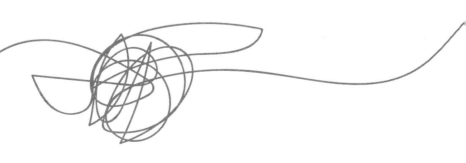

RUMINAÇÃO

EVITAÇÃO

MEDOS

ENFRENTAMENTO

COMPULSÕES

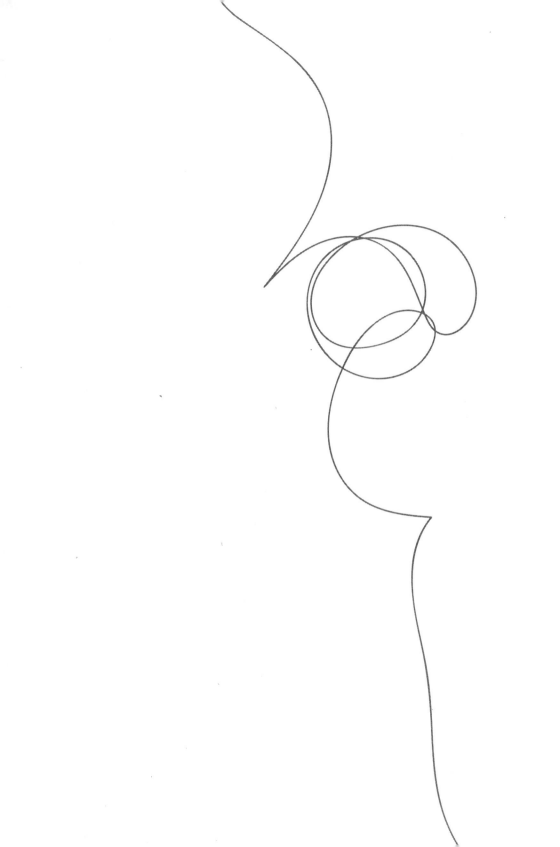

CONCLUSÃO

Ter uma vida perfeita é uma meta impossível. Você é humano, vai experimentar diferentes emoções, positivas e não tão legais assim, incluindo ansiedade, e alguns dias serão melhores do que outros. O objetivo deste livro foi mostrar a você uma forma diferente de se relacionar com sua ansiedade para que se torne mais apto a gerenciá-la à medida que ela surge e se recuperar um pouco mais rápido quando os dias ficam ruins.

Por mais desconfortável que possa parecer às vezes (tanto física como emocionalmente), sua ansiedade faz parte de quem você é. Então, não tente evitá-la, apagá-la ou escapar dela. Seu objetivo é ser mais autoconsciente e aceitar emoções difíceis. Dessa forma, você poderá ver que, assim como aquelas folhas no rio, mesmo os sentimentos mais negativos eventualmente passam.

Lembre-se de que nenhuma estratégia funcionará isoladamente para todos. Por isso este livro apresentou uma variedade de ferramentas e exercícios que podem ser modificados para diversas situações que tendem a induzir à ansiedade. Se você não tiver certeza de quando e quais práticas usar, verifique a seção Anexos, na página 185, onde apresento alguns planos de ação que você pode aplicar para se sentir mais preparado. E se você está curioso para conhecer mais práticas ou obter dicas para controlar a ansiedade, a seção Recursos, na página 189, lista sugestões de leituras adicionais, aplicativos de smartphone e também sites informativos.

Saiba que o progresso dificilmente se move em linha reta. Até mesmo se você estiver empenhado em superar a sua ansiedade, às vezes pode se enxergar voltando a velhos hábitos. Não há problema nisso. Você pode sempre reler os capítulos que considerou importante e continuar empregando as técnicas aprendidas. Sei que é decepcionante dizer que você provavelmente vai falhar em algum momento, mas todo mundo falha. Basta ser gentil consigo, continuar praticando e comemorar até mesmo os pequenos passos.

ANEXOS

PLANOS DE AÇÃO

A melhor maneira de usar este livro é se comprometendo com um plano de ação. Os planos não precisam ser complicados para serem eficazes. Lembre-se de que esta é uma oportunidade de controlar o estresse, não de aumentá-lo. Mesmo se você se sentir pronto para se dedicar a várias práticas, tente evitar fazer muitas coisas de uma vez. Muitas dessas estratégias precisam de tempo para se tornarem hábitos, e seguir uma abordagem passo a passo é a melhor maneira de incluir novas habilidades em sua rotina.

A seguir, estão listados alguns programas que podem ser usados como exemplo. Sinta-se à vontade para segui-los ou criar o seu próprio. A ideia é construir lentamente, para si mesmo, um kit de ferramentas com várias práticas de enfrentamento que você pode usar, em conjunto ou separadamente, em momentos diferentes.

Para fazer isso, pratique cada habilidade por conta própria durante uma semana. Tente adicionar uma nova prática na semana seguinte e, depois, coloque em ação a nova e a antiga juntas. Por exemplo: comece se investigando por uma semana. Na segunda, introduza um exercício de atenção plena; na terceira semana, um exercício de pensamento saudável, e assim por diante. Normalmente, demora entre seis semanas e seis meses para construir um programa completo de gerenciamento de ansiedade.

Observe que "Monitore sua ansiedade" (p. 34) e "Observe seus pensamentos, sentimentos e comportamentos" (p. 36) são a base de qualquer plano de ansiedade. Você não pode gerenciar o que não pode nomear. Use estas etapas para se tornar mais consciente de sua ansiedade.

ANSIEDADE GENERALIZADA

- Desenvolva uma rotina de autocuidado: estabeleça um horário regular para dormir e faça exercícios por pelo menos 30 minutos, três vezes por semana.
- Escolha um exercício de atenção plena para praticar diariamente. Se você tiver problemas para dormir, experimente fazer antes de se deitar.
- Pratique técnicas de pensamento saudável duas vezes por semana, rotulando quaisquer armadilhas da mente e identificando pensamentos de enfrentamento.
- Use ações opostas diariamente para situações que provocam ansiedade.
- Identifique oportunidades de exposição uma vez por semana.
- Identifique sua estratégia de enfrentamento ideal. Por exemplo, carregue consigo os blocos de anotações para ajudá-lo a lembrar do que fazer.

ANSIEDADE SOCIAL E ANSIEDADE DE SEPARAÇÃO

- Pratique sua estratégia de escolha para gerenciar seus pensamentos negativos quatro vezes por semana.
- Encontre atividades prazerosas nas quais você possa se envolver enquanto estiver em uma situação social que o

deixa ansioso. Por exemplo, se você tem medo de sair com grupos grandes, mas adora patinar no gelo, patine no meio da multidão.

- Pratique a atenção plena três vezes por semana para reduzir seus níveis básicos de ansiedade.
- Use exercícios de exposição para enfrentar uma situação intimidante todos os dias.
- Identifique sua estratégia de enfrentamento ideal. Por exemplo, carregue consigo os blocos de anotações.

FOBIAS

- Identifique armadilhas de pensamento, além de afirmações de enfrentamento que você pode usar para confrontar seus maiores medos.
- Concentre-se em estratégias de exposição, desenvolvendo uma escada do medo. Quanto mais você puder enfrentar, melhor. Você pode aumentar gradualmente o seu medo central ou fazer sessões de exposição mais longas para ver resultados mais rápidos.
- Identifique as estratégias de enfrentamento que funcionam para você no momento em que se sente ansioso.

ATAQUES DE PÂNICO

- Use o plano "Lidando com ataques de pânico" na página 178.
- Pratique a atenção plena cinco vezes por semana para reduzir o seu níveis básicos de ansiedade.
- É muito importante se concentrar em seu autocuidado. Pense em seu sono, sua alimentação e sua rotina de exercícios. Isso é muito importante para sintomas físicos calmantes.
- Envolva-se três vezes por semana em atividades que você valoriza, com o objetivo de reduzir sua ansiedade básica.

TRANSTORNO OBSESSIVO-COMPULSIVO (TOC)

- Observe seus pensamentos obsessivos ansiosos e compulsões (p. 36) diariamente durante uma semana.
- Use essas informações de rastreamento para criar uma escada do medo para suas compulsões.
- Identifique suas armadilhas de pensamento e encontre mecanismos de afirmação para elas; use-as duas vezes por semana.
- O melhor tratamento para o TOC é a exposição, exposição, exposição. Pratique essa técnica todos os dias. Use a sua escada do medo.
- Desenvolva uma rotina de autocuidado que inclui atividades prazerosas e exercícios físicos.
- O estresse piora os sintomas do TOC, então encontre um exercício de atenção plena que funcione para você e pratique cinco vezes por semana.
- Identifique sua estratégia de enfrentamento ideal. Por exemplo, carregue consigo os blocos de anotações.

RECURSOS

APLICATIVOS (DISPONÍVEIS PARA IOS E ANDROID)
- Calm
- Lojong
- Daylio
- Rootd
- Meditopia

SITES

www.abct.org

Obtenha informações no site da Association for Behavioral and Cognitive Therapy (abct).

www.adaa.org

A Anxiety Disorders Association of America tem recursos para ajudá-lo a entender a ansiedade.

www.amban.org.br

A AMBAN é um grupo de pesquisa na área da saúde, que presta serviço à população com atendimentos pré-agendados.

www.self-compassion.org
O site da dra. Kristen Neff possui recursos para a construção da autocompaixão.

www.sleepfoundation.org
Visite o site da National Sleep Foundation para obter informações sobre hábitos de sono saudáveis.

www.trailstowellness.org
O site Trails to Wellness contém informações, vídeos e apostilas sobre TCC para adolescentes.

LIVROS

ALVORD, Mary K.; MCGRATH, Anne. *Conquer negative thinking for teens*: a workbook to break the nine thought habits that are holding you back. Oakland, CA: Instant Help, 2017.

BLUTH, Karen. *The self-compassion workbook for teens*: mindfulness and compassion skills to overcome self-criticism and embrace who you are. Oakland, CA: Instant Help, 2017.

GILLIHAN, Seth J. *Terapia cognitivo-comportamental*: estratégias para lidar com ansiedade, depressão, raiva, pânico e preocupação. Barueri, SP: Manole, 2020.

MARCH, John S.; BENTON, Christine M. *Talking back to OCD*. Nova York: Guilford, 2007.

WILLARD, Christopher. *Mindfulness for teen anxiety*: a workbook for overcoming anxiety at home, at school, and everywhere else. Oakland, CA: Instant Help, 2014.

PARA OS PAIS

ALBANO, Anne Marie; PEPPER, Leslie. *You and your anxious child*: free your child from fears and worries and create a joyful family life. Nova York: Avery, 2013.

RAPEE, Ronald *et al. Helping your anxious child*: a step-by-step guide for parents. Oakland, CA: New Harbinger, 2008.

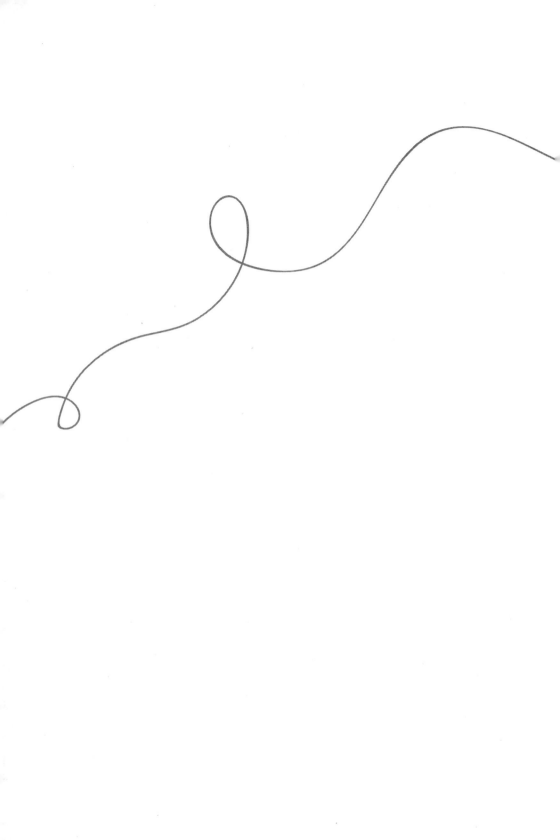

REFERÊNCIAS BIBLIOGRÁFICAS

AMERICAN Academy of Sleep Medicine. *Recommended amount of sleep for pediatric populations: a consensus statement of the American Academy of Sleep Medicine.* Disponível em: https://jcsm.aasm.org/doi/10.5664/jcsm.5866. Acesso em: 6 jan. 2020.

ANXIETY Disorders Association of America. *Understand the facts.* Disponível em: https://adaa.org/understanding-anxiety. Acesso em: 6 jan. 2020.

ASSOCIATION for Behavioral and Cognitive Therapies. Página principal de "Obtenha informações". Disponível em: www.abct.org/Information. Acesso em: 6 jan. 2020.

BIRMAHER, Boris *et al. Screen for Child Anxiety Related Disorders (SCARED).* Disponível em: www.midss.org/content/screen-child-anxiety-related-disorders-scared. Acesso em: 6 jan. 2020.

EHRENREICH-MAY, Jill *et al. Unified protocols for transdiagnostic treatment of emotional disorders in children and adolescents: therapist guide.* Nova York: Oxford University Press, 2018.

HARM Research Institute. *Sheehan Scales and structured diagnostic interviews*: *MINI* (Mini International Neuropsychiatric Interview). Disponível em: https://harmresearch.org/index.php/about-us/david-v-sheehan-md-mba/sheehan-scales-and-structured-diagnostic-interviews. Acesso em: 6 jan. 2020.

NATIONAL Institute of Mental Health. *Ask Suicide-Screening Questions (ASQ) toolkit*. Disponível em: www.nimh.nih.gov/research/research-conducted-at-nimh/asq-toolkit-materials. Acesso em: 6 jan. 2020.

NATIONAL Sleep Foundation. *Sleep Topics*. Disponível em: (Tópicos de sono) www.sleepfoundation.org/sleep-topics. Acesso em: 6 jan. 2020.

NEFF, Kristin. *Self-compassion guided meditations and exercises.* Disponível em: https://self-compassion.org/category/exercises. Acesso em: 6 jan. 2020.

TRAILS to Wellness. *Materials*. Disponível em: https://trailstowellness.org/materials. Acesso em: 6 jan. 2020.

WILLARD, Christopher. *Mindfulness for teen anxiety*: *a workbook for overcoming anxiety at home, at school, and everywhere else.* Oakland, CA: Instant Help Books, 2014.

ÍNDICE REMISSIVO

A

Acalmar-se 94

Aceitando seus pensamentos 105

Agorafobia 19, 23

Alimentação, atenção plena 61

Alimentação pode afetar
seu humor 45

Ambiente externo, focar sua
atenção no 66

Amigo

    atividade física 51

    seja seu próprio 124

Ampliação 109

Ampliando as partes
negativas 110

Ansiedade de separação 20, 22, 140

    plano de ação 186

Ansiedade generalizada 19, 22, 140

    plano de ação 186

Ansiedade interna

    lidar com a 66

Ansiedades

    classificar o seu grau 34

    componente físico 45

    de onde vem 17

    evitação e 12, 29, 88, 134, 135,
        141, 153, 154, 160, 177

    exposição como tratamento
        141, 142, 144, 146, 147

    exposição imaginária 149

    flexível 25

    gatilho para 27

    generalizada 19, 22, 140, 186

    gerenciar 11, 12, 70, 138, 165,
        169

    Imagine-se sem 40

    lidar com 12, 13, 66, 134, 135,
        159

mantendo-se na linha 32

monitore 33, 34, 55, 145, 178

scanner corporal para
gerenciar sintomas 70

separar-se de seus
pensamentos 126

suporte extra 31

tipos de ansiedade 22

um pouco de ansiedade é bom
18

Ansiedade social 20, 22

planos de ação 186, 187

Aplicativos para se exercitar 51

Armadilhas de pensamento 107

catastrofizando 108

conclusões precipitadas 108

em fobias 187

em transtorno obsessivo-
compulsivo (TOC) 188

identificando 121, 178

Pensamento sabotador 109

pensamentos idealistas 110

raciocínio emocional 109

tudo ou nada 107

Assuma riscos 145

Ataque de pânico 20, 23, 172, 175,
176

comportamentos 172

enfrentando seus medos 140

exposição corporal 152

gatilho em 177

lidando com 178, 179

lidando com ataques de
pânico 178

pensamentos 172

perder o controle em 176

plano de ação 187

sensações físicas 70, 138, 152,
172

sinais de alerta 175

sintomas de um 173

Atenção plena 23, 30, 49, 51, 52, 54

cinco sentidos 66

consistência é importante 55

espaço e horário para praticar
54

lidando com ataques de
pânico 179

manter-se no presente com
51

momento perfeito para 49

monitore 55

o básico 52

pesquisas sobre 52

pratique diariamente 187,
188

preparação para a prática 54

regras de descrição e
observação 95

Atividades

autocuidado 12, 89, 186, 187,
188

reforço positivo 163

Audição, acalmar-se 94

Autoconsciência para mudanças positivas 17

Autocuidado 12, 89, 186, 187, 188

Autoestima, conversa interna negativa impactar a 124

B

Bloco de anotações, para mecanismos de enfrentamento 165, 166

C

Cachorros, medo de fazer carinho e chegar perto 143

Cadernos e diários 12, 40, 113, 117, 119, 121, 124, 146, 149, 163, 167, 169

    analisando seus pensamentos 113

    exposição imaginária 149

    mecanismos de afirmação 117

    reforço positivo 163

    solução de problemas 167

    uma boa noite de sono 47, 49

    visualize o seu novo "eu" 40

    visualize o sucesso 169

Cafeína 50, 159

    evitar 138

Cartas de enfrentamento 165

Catalogue 114

Catastrofizar 108, 116, 178

Cérebro, reeducando seu 17

Cinco sentidos na atenção plena 66

Como se desprender 110

Compaixão por si mesmo 124

Comportamentos 23, 24, 26, 27, 30, 113, 124, 135, 146, 152, 154, 156, 158, 165, 175

    abrindo mão dos indesejados 160

    consequências em curto e longo prazo 38

    desafiando seus 133

    em ataques de pânico 172

Compulsões 156, 157, 188

    atingir com a exposição 157

    escada do medo para eliminar 157

Conclusões precipitadas 108, 116, 178

Conexão mente-corpo 45

Consciência sem julgamento 75

Controlar o estresse

    respiração colorida 68

Controle do estresse

    meditação no lago 59

Corpo

    cuidando do seu 45

    movimento o seu 50

Correr no lugar, em exposição corporal 153

Criação de ideias 167

Cutucar a pele 24

D

Dependência 24

Depressão 24, 46, 50, 52, 81, 86, 88, 89, 92, 101, 155

   ciclo de abstinência da depressão 92

   exercício 90

   lidando com 86

   Pensamentos suicidas 87

   tristeza 86

Descontar o positivo 109

Descrição em atenção plena 95

Dor crônica 24

Dormir 20, 33, 46, 86, 98, 120, 186

   afetar o humor 45

   mais rápido 49

   qualidade de 47

   uma boa noite de sono importância 46, 48

E

Efeito rebote

   na ansiedade 135

   uso de substâncias 159

Emoções 24, 26, 34, 36, 45, 50, 66, 68, 73, 75, 81, 88, 94, 95, 101, 105, 107, 108, 110, 112, 113, 133, 147, 150, 157, 161, 162, 172, 183

Encontrar um terapeuta 31, 179

Escada do medo 141, 145, 146, 147, 155, 157, 164, 178, 179, 187, 188

   compulsões 157

   perfeccionismo 155

   rastreamento de informações para criar 188

Estratégias de aceitação 24

Estresse 12, 17, 59, 63, 68, 70, 155, 171, 185, 188

   afetar o humor 45

   definição 46

   respiração abdominal para reduzir 97

Estressores da vida 46

Evitação e 133

   ansiedade 29

   com o que se parece 136

   perfil de 138, 139

   reduzir sua 133

Exercício

   aplicativos para 51

   depressão e 89, 92

   efeitos no humor 45

   regularmente 50

Exercícios de ancoragem 66

Exposição

ansiedade durante 142

ao tratar ansiedade 140, 142, 146

ao tratar TOC 188

assuma riscos 145

corpo 152, 178

dicas para o sucesso da 144

enfrentando seus medos com 140

imaginária 141, 149, 151

lidando com ataques de pânico 178, 179

lidando com compulsões 156

mude 145

planejar de antemão 144

recompense a si mesmo 145

Exposição corporal 152

lidando com ataques de pânico 179

F

Família, ansiedade na 18

Flexível e adaptativa

ansiedade é 25

raiva é 82

Fobias 20

armadilhas de pensamento em 187

exposição em 140

planos de ação 185

tipos de 22

Fuga 133

Fuga como manifestação de evitação 136

G

Gatilho 18, 30, 34, 36, 119, 160

da raiva 84, 85

externos 30

interno 30

na ansiedade 27, 34

para ataques de pânico 173, 175, 178

Gentileza consigo nas emoções desafiadoras 101

Girando em exposição corporal 153

Globo de neve, exercício para uma consciência sem julgamentos 75

H

Habilidades, aprender novas 32

Hábitos

deixando para trás maus 154

Higiene do sono 48

Hiperventilação 152, 176

Hora de dormir 120

ritual relaxante 49
uma zona livre
de tecnologia 49
Humor, afetar seu 45

I

Insônia 46

J

Julgamento, adiar o 54

L

Leitura da mente 108
Lutar-fugir-congelar 18, 29, 165, 172, 176

M

Mecanismos de afirmação 117, 118, 155, 165, 166, 178, 188
Mecanismos de enfrentamento 85, 165
Meditação
de sentimentos 171
no lago 59
para atenção plena 53
Medo de falar em situações sociais 144

Medos 22, 82, 141, 151, 155
como um mecanismo de
sobrevivência 18
é algo bom 11
efeitos 11
enfrentando 140
falar em situações sociais 144
fazer carinho ou se
aproximar de cachorros 143
Mente grudenta 106
Metas
ao superar medos 141
divida em etapas 142
específicas 142
estabeleça pequenas 89
reforço positivo 163
Monitore 34, 55, 113, 145, 178
Mudanças positivas
autoconsciência para 17
obstáculos para as 40
Mude 145

O

Observação 95
Obsessões 23, 156, 157
Olfato 61, 94
Ouça suas emoções 95

P

Paladar 94

Pedir ajuda 32

Pensamento negativo 106

Pensamentos automáticos 105, 106, 111, 112, 117, 118

    consciência de seus 112

Pensamentos idealistas 110

Pensamentos preocupantes 116

    escreva para redução da raiva 99

    limitar seus 119

    verificar a realidade 121

Pensamentos realistas 105, 121

Pensamentos saudáveis 112, 117

    durante um ataque de pânico 178

Pensamentos suicidas 87

Perfeccionismo 154, 155

Planejar de antemão 144

Planos de ação 183, 185

    para ansiedade de separação 186

    para ansiedade generalizada 186

    para ansiedade social 186

    para ataques de pânico 187

    para fobias 187

    para transtorno obsessivo-compulsivo 188

Prancha 153

Praticar, saiba quando 33

Prendendo a respiração 153

Previsão do futuro 108

Procrastinação 38

R

Raciocínio emocional 109

Raiva 24, 73, 81

    é normal 83

    gatilhos de 30, 83, 84, 85

    lidando com 82

    raízes da 84

    respiração abdominal para redução 97

Reações físicas, gerenciar suas 11

Reafirmação mental 135

Recompense a si mesmo 145, 164

Reforço positivo 163

Relaxamento muscular progressivo 49, 63

    ritual na hora de dormir 49

Respiração

    abdominal 68, 97

    colorida 68

    em atenção plena 53

    quadrada 77

Respiração abdominal 97

    com visualização 68

em tensão muscular 159

Respiração colorida

em tensão muscular 159

Respiração pelo canudo em
exposição corporal 153

Respiração quadrada 77

em tensão muscular 159

relaxamento diário 77

Revisão mental 135

Ritmo de sono 47

Ruminação 53, 155, 156

S

Sacudindo a cabeça em exposição
corporal 153

Scanner corporal 70, 159

gerenciar sintomas físicos de
ansiedade 70

tensão muscular 158

Segurança, por que buscar nem
sempre é bom 135

Sensação-pensamento-
comportamento modelo de TCC
81

Sensações físicas 26, 28, 30, 37, 70,
95, 137, 138, 152, 170, 178, 179

em ataques de pânico 172

Sentimentos

meditação para 171

Solução de problemas 167

T

Tato em acalmar-se 94

TCC

como pode ajudar 24, 81

conectada a uma ação 11, 86

definição 23

estabeleça metas 89

gentileza com emoções
desafiadoras 101

modelo de emoções 26

mudar emoções
desconfortáveis 161

ouça suas emoções 95

para insônia 49

reduzir evitação como objetivo
133

retenção de emoções 157

uma sessão com suas emoções
88

Tensão muscular 63, 158

Tiques 24

Transtorno obsessivo-compulsivo
(TOC) 21, 23, 140, 156

armadilhas de pensamento
188

exposição no tratamento de
140, 188

plano de ação para 188

Transtornos alimentares 24

Tristeza 81, 87, 161

lidando com 86

persistente 86

virando depressão 86

U

Uso de substâncias 159

V

Valentão 128, 129

Verificar a realidade de seus

pensamentos de preocupação 121

Visão em acalmar-se 94

Visualização 40

combinada com respiração

abdominal 68

de pensamentos 73

do sucesso 169

meditação no lago 59

no básico da atenção plena 53

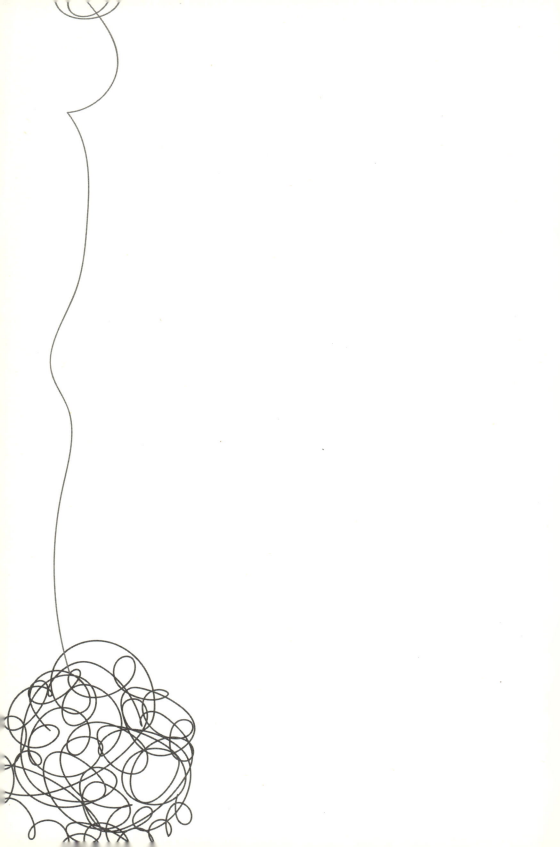

AGRADECIMENTOS

Para as minhas meninas — Sarah, pela sua excelente e atenta revisão e seus conselhos; Emma e Hannah, por me aguentarem enquanto eu escrevia e escrevia. Eu amo vocês; espero que cresçam e se tornem mulheres maravilhosas e fortes, com sólidas habilidades de gerenciamento de ansiedade. Para Yosef, obrigada pelo apoio moral, pela administração da casa e por onze anos de parceria que me permitiu participar desse projeto durante um ano já atarefado das nossas vidas.

Para Tonya Swartzendruber, obrigada por me apresentar à atenção plena e me ajudar com esse capítulo. Obrigada pela minha rede de suporte em TCC, por me ajudar com metáforas, habilidades e treinamento.

Finalmente, para minha editora, Meg Ilasco — obrigada por me encontrar no Twitter e confiar em mim para esse projeto. Esta foi uma excelente oportunidade para usar as minhas habilidades de terapia de formas diferentes, e sou eternamente grata por isso.

ANSIEDADE

PRINCIPALMENTE

EM

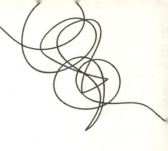

NÃO

É

FRESCURA

ADOLESCENTES

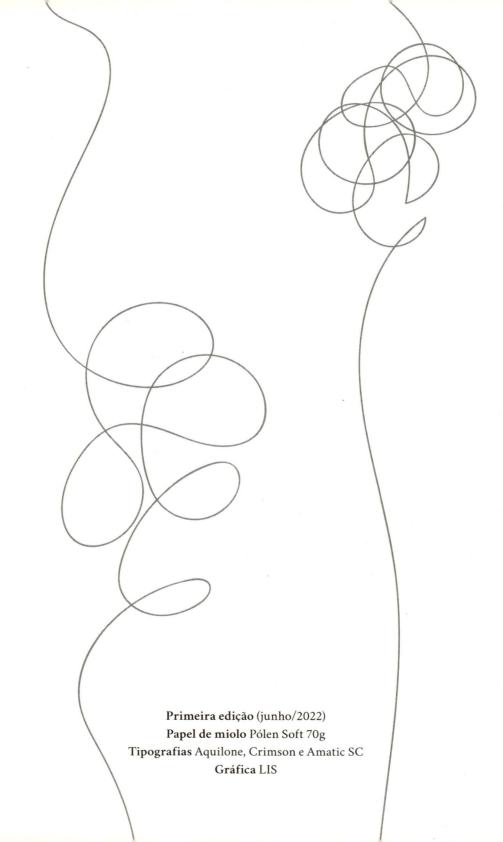

Primeira edição (junho/2022)
Papel de miolo Pólen Soft 70g
Tipografias Aquilone, Crimson e Amatic SC
Gráfica LIS